＼ひとさじで／

免疫力が上がる
発酵しょうが
健康レシピ

マスジマトモコ

医学監修
石原新菜

はじめに

しょうがは、体を温めるだけでなく、
さまざまな不調や病気に効くといわれる万能食材。
そのうえ、清涼感のある香りで
料理をぐんとおいしくしてくれる頼もしい存在です。

とはいえ、固形のしょうがを買ってみたところで、
なかなか最後まで使いきれないという人は
多いのではないでしょうか。

そもそも、薬味として、香りづけとして、少量使いたいがために、
わざわざすりおろすのは、正直、すごく面倒。
そうやって、「今日はいいや」と遠ざけているうちに、
いつの間にか、冷蔵庫の中でカビてしまうか、
反対に、水分が抜けてカピカピに……。

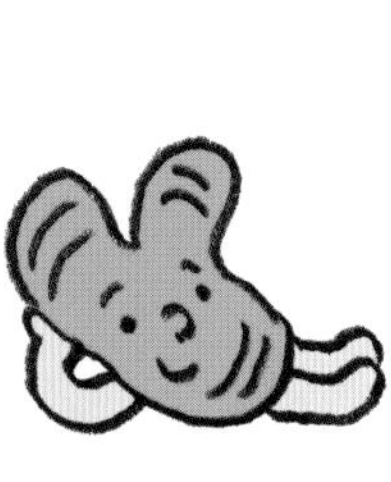

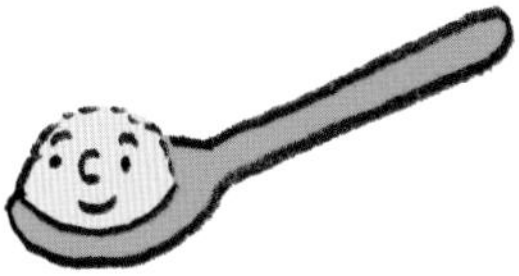

ところが、この本で紹介する「発酵しょうが」は、
皮ごとすりおろしたしょうがを、
ビンに詰めて冷蔵庫に入れておくだけ。
発酵しているので腐ることなく、半年はおいしく使えますし、
使いたいときに、使いたいだけ取り出せばよいので、
こんなに便利なものはありません。

冷蔵庫に「発酵しょうが」があれば、
しょうがの出番がもっと、ずっと増えるはず。
毎日のドリンクに、主菜に、副菜に、おやつに、
いつもの料理にしょうがをひとさじ加えるだけで、
おいしくなるだけでなく、健康にもなれちゃいます。

さっそく、発酵しょうがで健康生活、始めてみませんか？

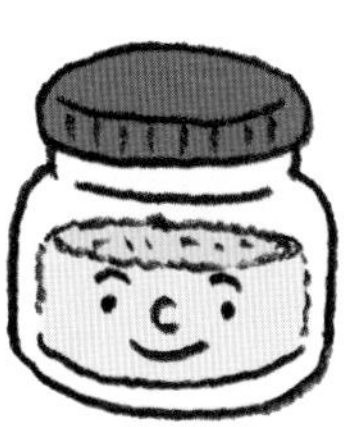

もくじ

part 1 発酵しょうがをつくる

part 2 発酵しょうがのレシピ

目的・効能別ドリンク

不調をととのえるレシピ

体にいいおやつ

本書の決まり

＊大さじ1は15㎖、小さじ1は5㎖、1カップは200㎖、1合は180㎖です。

＊つくり方に記載している加熱時間は目安です。
お使いの調理器具や環境によって変わりますので、様子をみて調整してください。

part 1

発酵しょうがをつくる

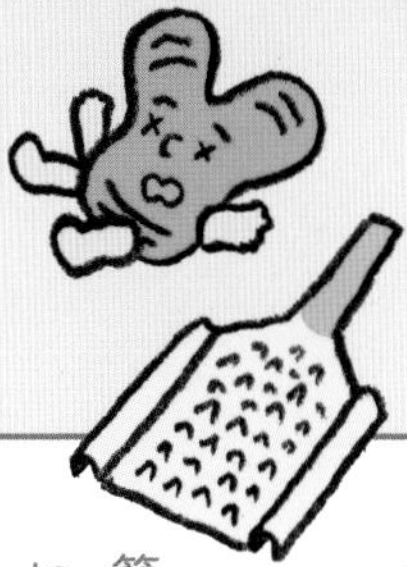

簡単につくれて、あると便利で、健康にもなれると、いいことずくめの発酵しょうが。ふだん、しょうがはチューブで十分と思っている人にこそ、ぜひ試してほしいです。この章では、発酵しょうがのさまざまな効能、あると便利な理由、つくり方を紹介します。

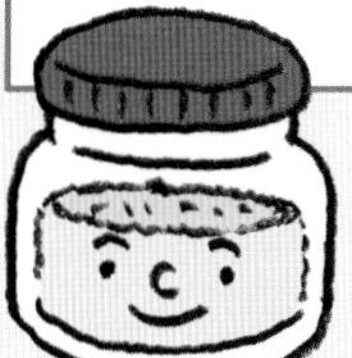

発酵しょうがは
体にどういいの？

「食べる万能薬」といわれるしょうが。漢方薬の約7割にしょうがが含まれているくらいに、さまざまな薬効があります。ここでは、しょうがの主な効能についてご紹介します。

1 体を温める

しょうがの効能として、いちばん重要なのが体を温めること。体が冷えると、余分な水分や老廃物がたまり、代謝が悪くなり、免疫力も低下。その結果、さまざまな生活習慣病を引き起こします。温めることで、体内のめぐりがよくなり、すべての臓器が活性化されるのです。しょうがの成分の中で特に注目されているのがジンゲロールとショウガオール。生のしょうがに多く含まれているのがジンゲロール、それを加熱するとショウガオールに変化し、そのどちらにも、血行を促進して体を温める作用があります。

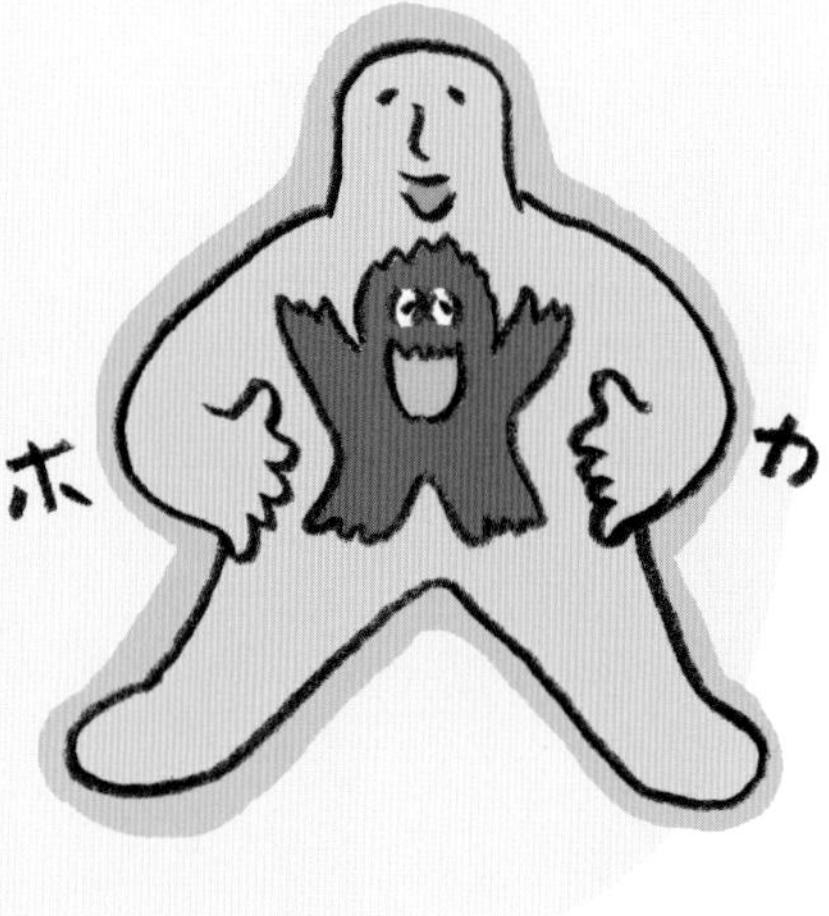

2 ウイルスを撃退

しょうがに含まれるジンゲロールには強い殺菌作用があり、風邪の原因でもあるウイルスや細菌をやっつけてくれます。また、風邪をひくと、発熱、咳・痰、吐き気などさまざまな症状が起こりますが、しょうがはこれらを改善する効果があります。

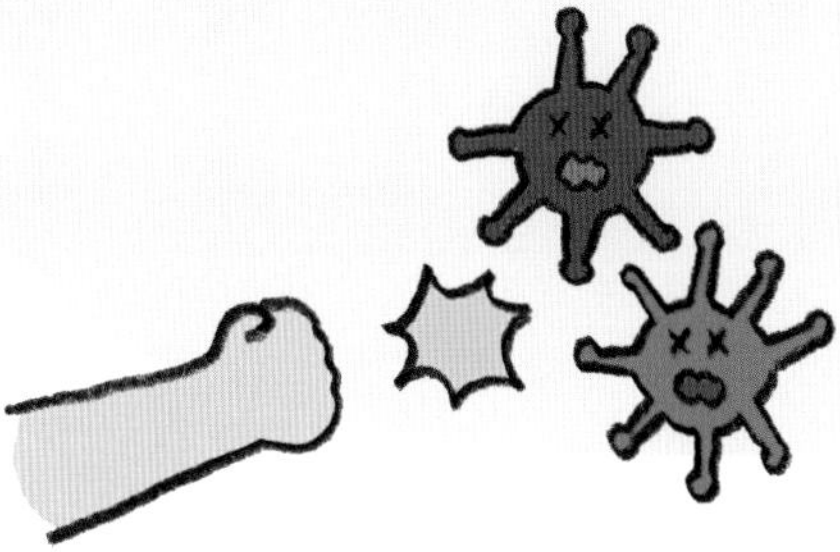

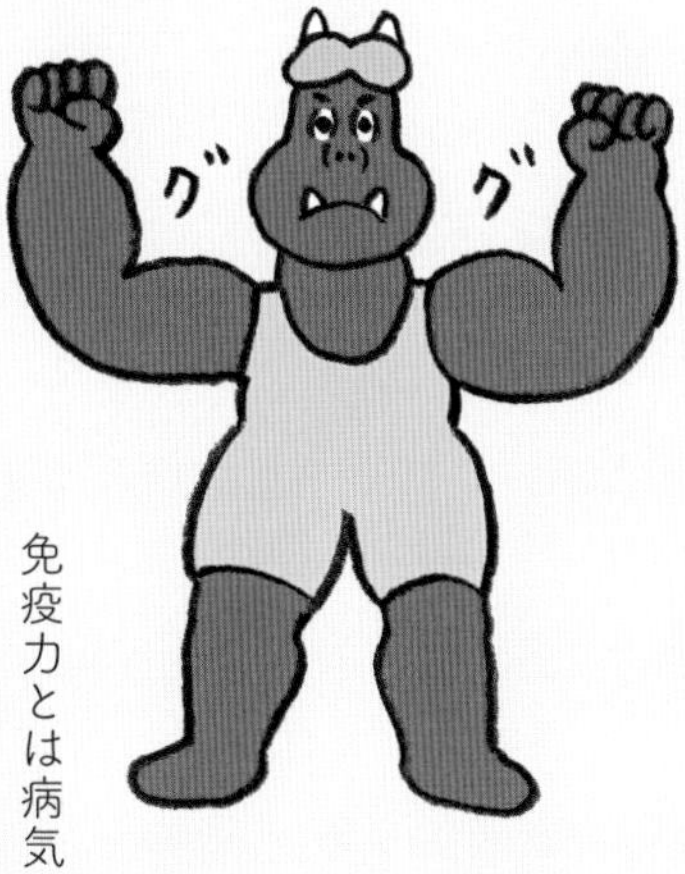

3 免疫力アップ

免疫力とは病気を免れる力のことで、血液中の白血球の数や力のことを指します。しょうがの温め効果には、白血球の働きを活発にし、免疫力を高める作用も。免疫力が高まることで、がん細胞の増殖も防ぐことができます。

4 むくみを取る

体を温めることで、血流がよくなり、腎臓の働きも活発になります。そうすると、体内の余分な水分が排出され、むくみが解消されます。排尿だけでなく、発汗、排便も促し、体内の老廃物を排出してくれます。

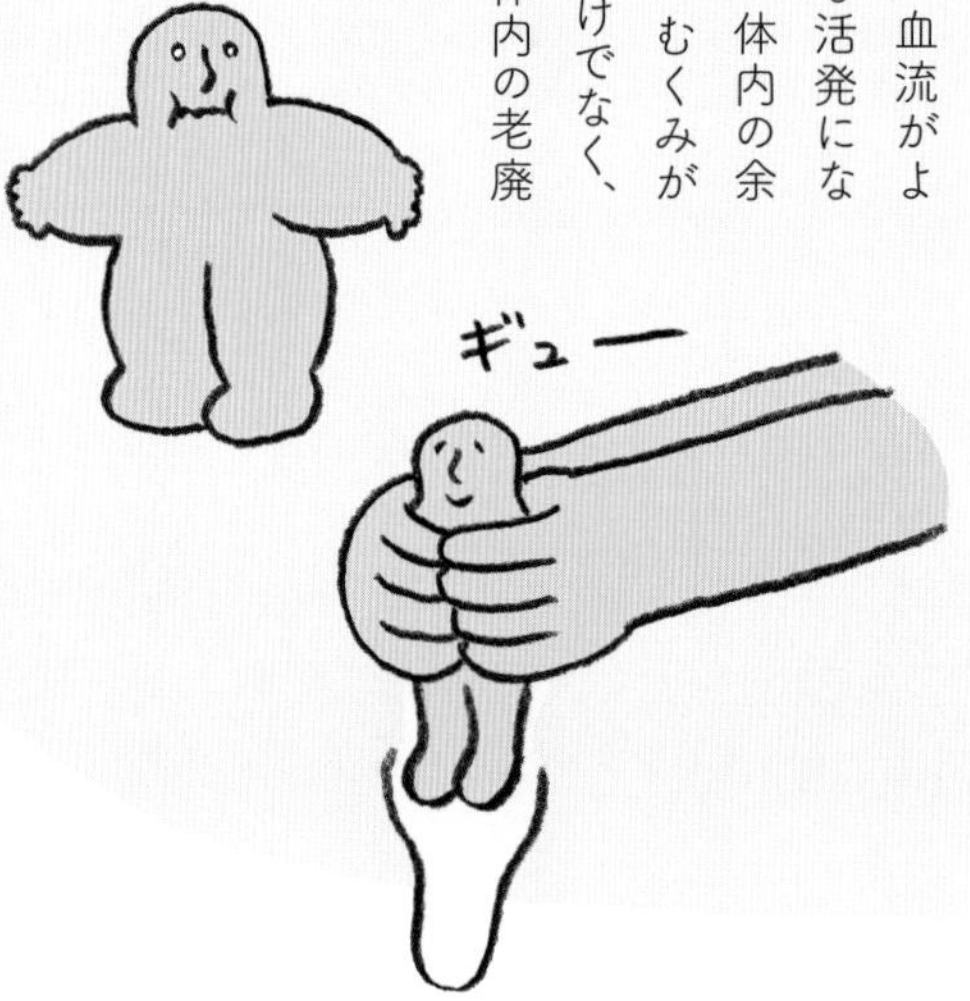

5 消化を助ける

胃腸の内壁の血流がよくなることで、胃腸の働きが活発になり、消化・吸収を高めます。しょうがに含まれる芳香成分・ジンギベインは、強力なたんぱく質分解酵素で、これが、肉をやわらかくして消化をよくします。

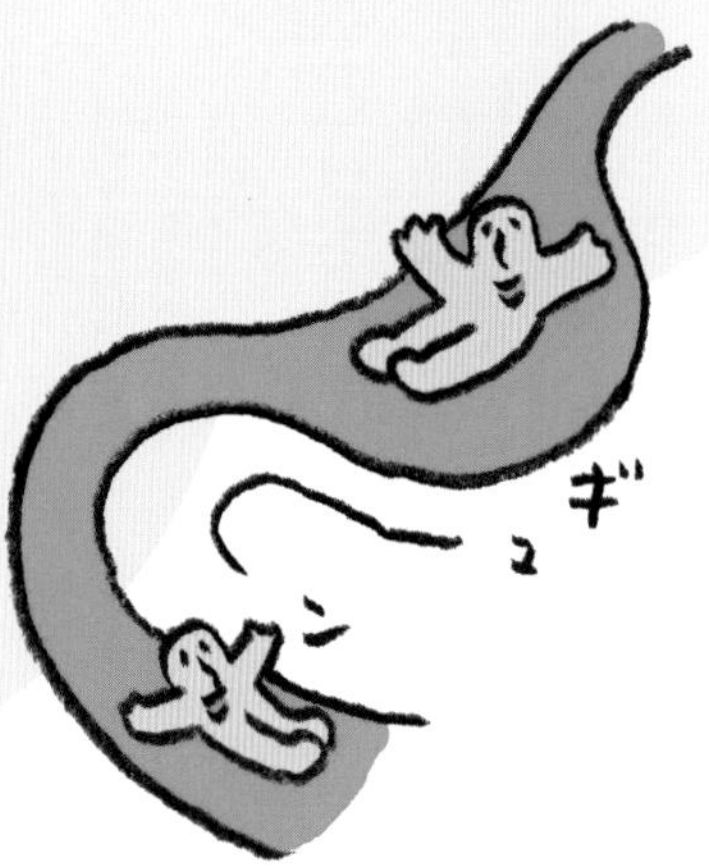

6 夏バテを解消

全身のけだるさや倦怠感が特徴の夏バテ。これは、自律神経の乱れによって起こります。その結果、消化機能が落ちて栄養素が体内に行き渡らず、疲労物質がたまることに。しょうがで血行をよくすることで、これらの症状が緩和されます。

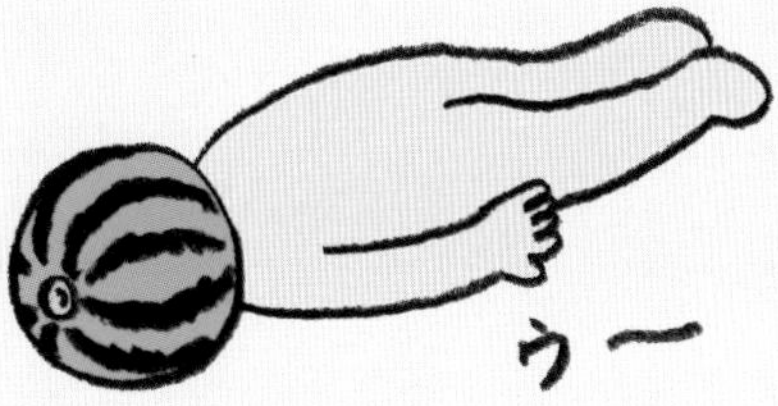

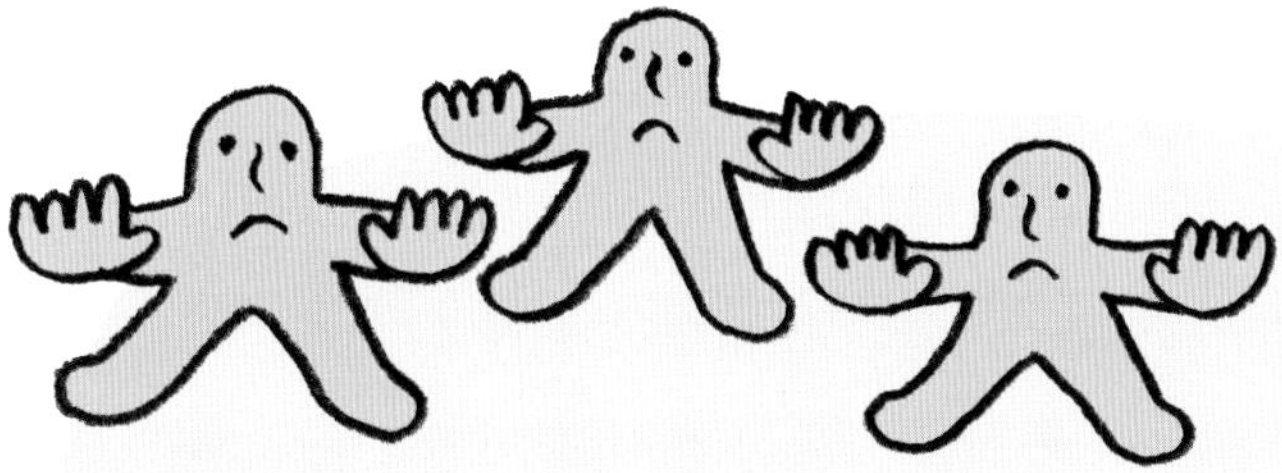

7 抗酸化作用

アンチエイジング（抗老化）のほか、がんやアレルギーなどの多くの病気を引き起こす一大要因である活性酸素。しょうがのジンゲロール、ショウガオールにはこれを除去する作用（抗酸化作用）があり、健康な体を保ちます。

いろいろな

病気の予防・改善になる

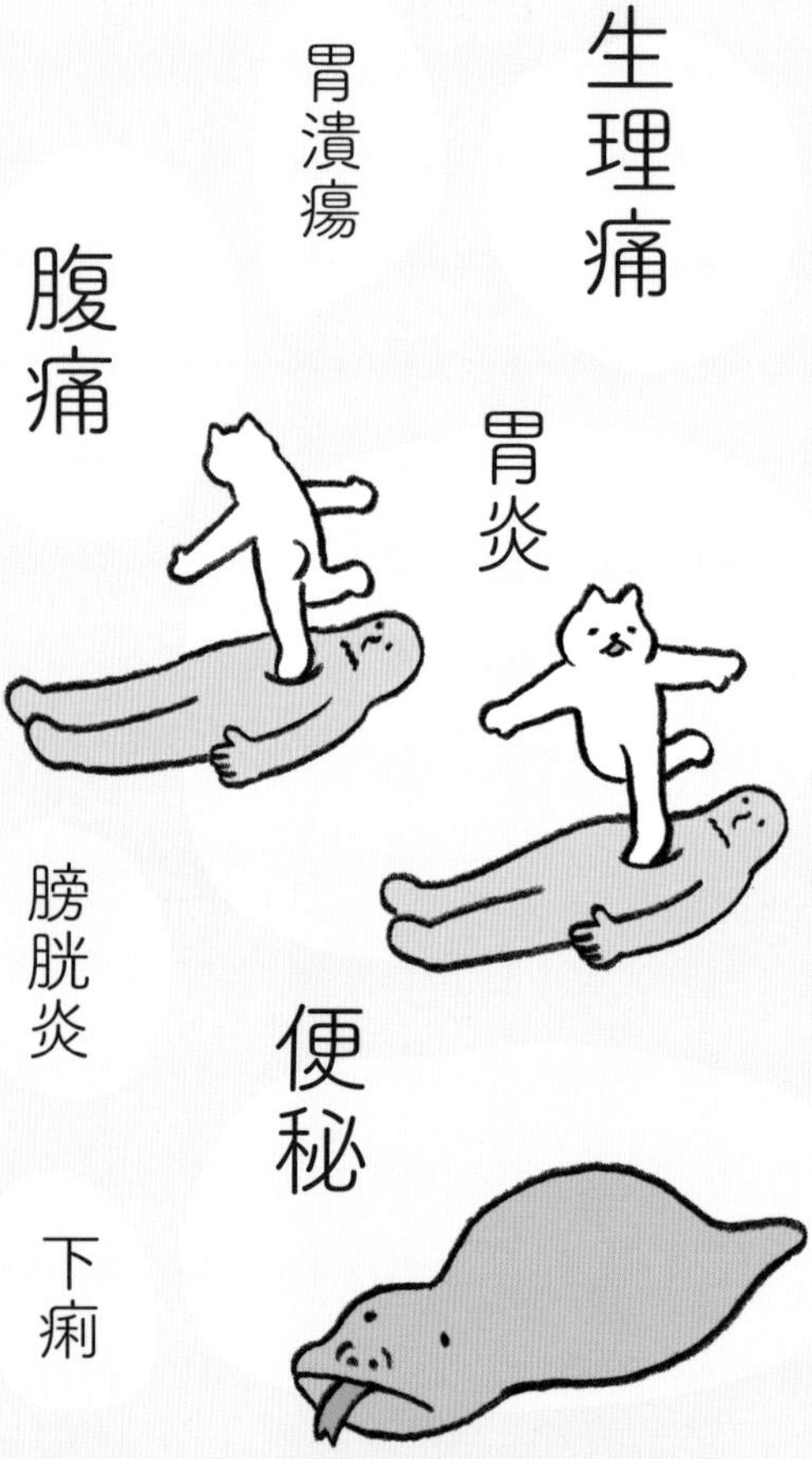

しょうがには、４００種以上のファイト・ケミカルが含まれているといわれています。ファイト・ケミカルとは植物だけがもつ成分で、特に皮や種に多く含まれ、強い抗酸化作用があります。しょうがの辛み、香りは、実はこのファイト・ケミカルによるもの。前に紹介したジンゲロール、ショウガオールのほか多数のファイト・ケ

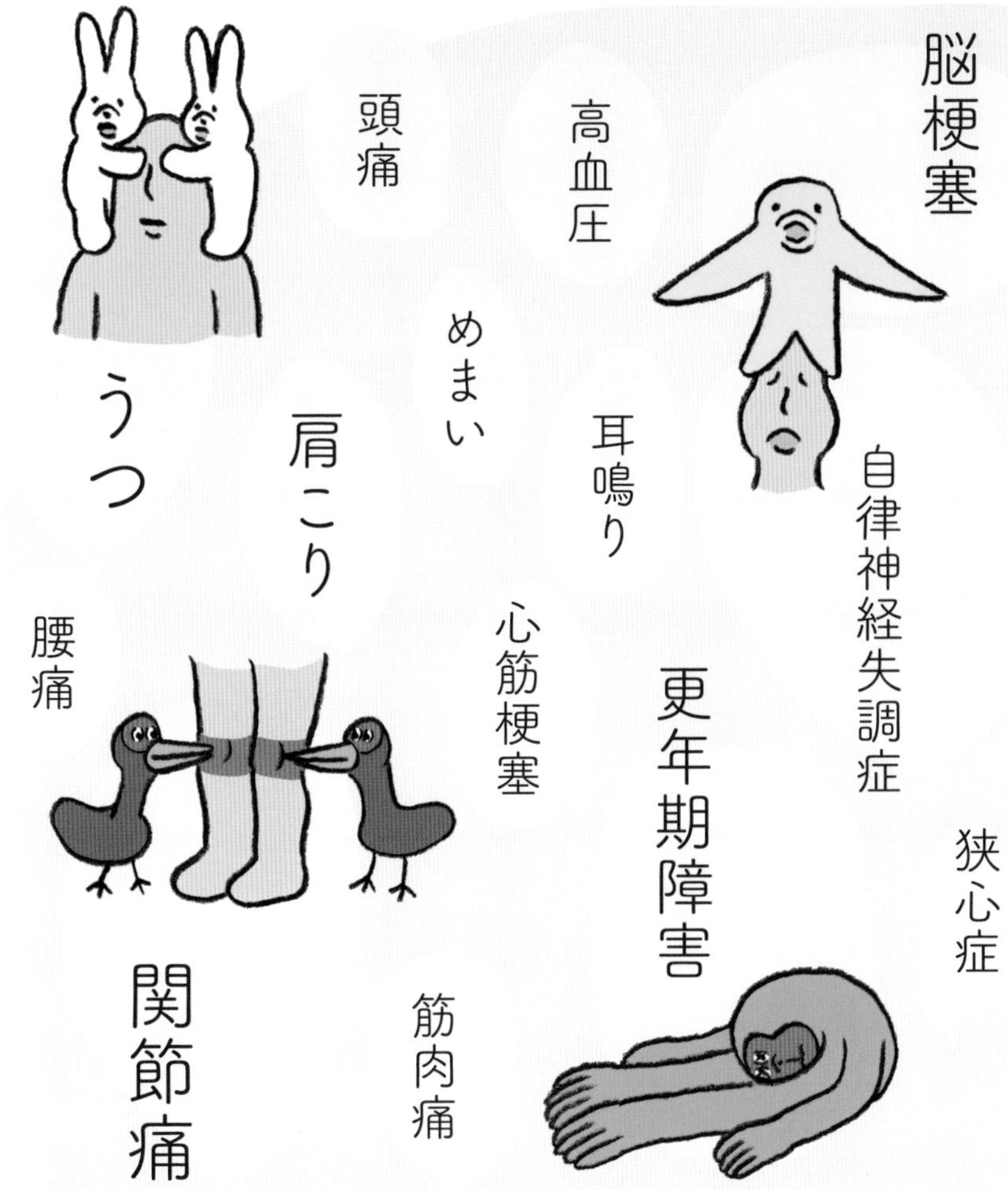

ミカルが、さまざまな薬理作用をもたらします。たとえば、血行促進、鎮痛、解熱、抗炎症、殺菌、健胃など、全身のあらゆる不調に作用。このことは、古くからしょうがが漢方医学においてなくてはならない存在だったことでもよくわかります。

　ここに記しているさまざまな病気も、しょうがの成分によって血流がよくなり、余分な水分が排出され、各臓器の働きが活発になることで予防できると考えられています。血流が悪くなることが原因で起こる肉体的な痛みは、温まることによってやわらぎ、腸の調子もととのいます。気の流れもよくすることから、気分の落ち込みを防ぎ、うつにも効くといわれています。

発酵することで、さらに免疫力を上げる

発酵しょうがには、しょうがの効果にプラスして、発酵による効果もあると考えられます。発酵すると、乳酸菌などの善玉菌が増殖します。乳酸菌は人間に必須なアミノ酸を豊富に含み、体内でビタミンB群の生成を促す役割も果たします。また、消化を助けたり、代謝を促進したりする酵素が豊富で、栄養が体内に吸収されやすいというメリットも。さらに、善玉菌は腸内環境をととのえるため、便秘などにも効果的。免疫力を上げる効果も高まります。

食物を発酵させるときに塩を使うことが多いですが、塩は腐敗を防ぐために入れるのであって、発酵させるのに必要なわけではありません。しょうがそのものに殺菌効果があること、また繊維を細かく断つことで出るしょうがのエキスが塩と同じ効果を発揮すると考えられるため、悪玉菌が増殖しにくいのです。さらに、発酵して善玉菌の力が強まると、悪玉菌が増える余地がなくなるため、より腐敗しにくくなります。発酵することで、体にもよく、保存性も高まると一石二鳥です。

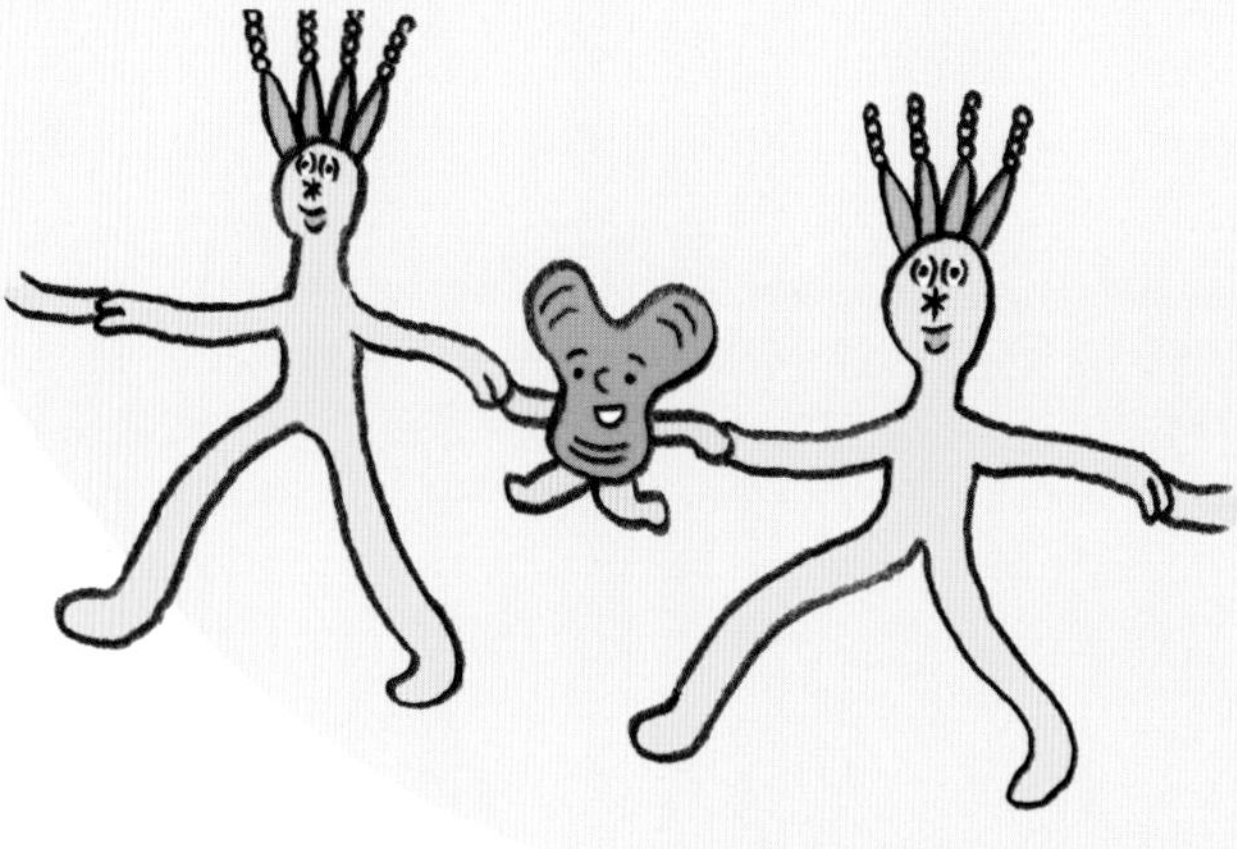

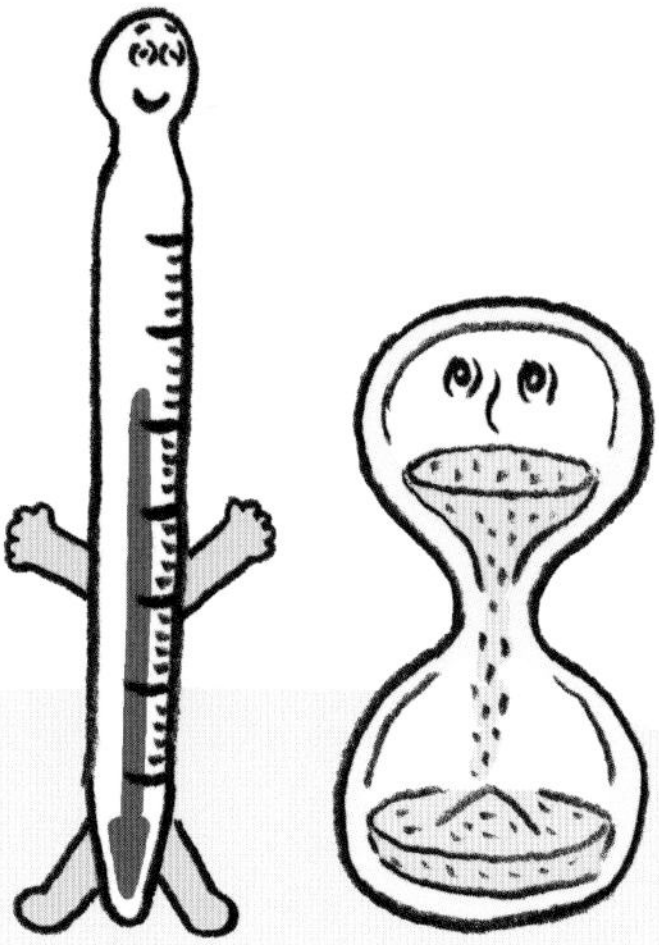

こまめに取るのが効果的

しょうがは取りすぎるということはありません。効能は3時間くらいで消えてしまうので、こまめに取るのがよいでしょう。目安としては1日に10~20g。だいたい、親指1本程度のかたまりが10gですが、無理なく食べられる量でよいと思います。

しょうがの主な成分として、ジンゲロールとショウガオールを紹介しました。ジンゲロールは辛み成分で生の状態に多く、空気に触れると減少しますが、辛みが残っているなら存在すると考えられます。ジンゲロールは加熱されるとショウガオールという成分に変化します。ジンゲロールにもショウガオールにも体を温める働きがありますが、前者は手足などの末端を温めるのに対して、後者は体の深部から全身を温める効果があります。

ただし、ショウガオールは100℃以上の熱によって壊れてしまうという性質も。煮ものや汁ものに入れるなら100℃は超えないので問題ありませんが、高温の油で炒めたり揚げたりする場合は、長時間加熱すると消失してしまいます。効果を期待するなら、調理の最後に加えて火を通しすぎないことが大切です。

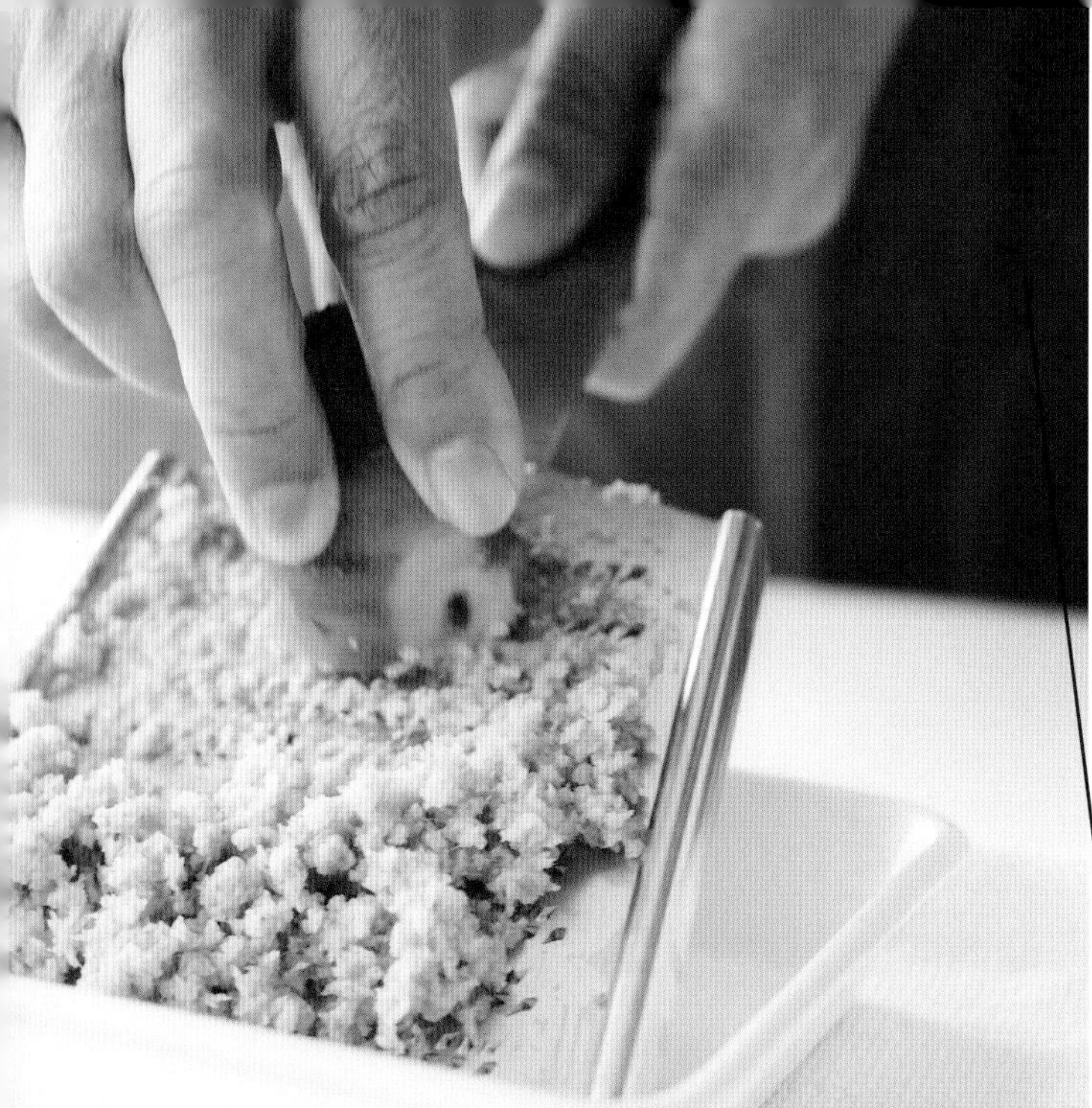

発酵しょうがの 4つのメリット

冷蔵庫にひとビンあると本当に便利な発酵しょうが。ここでは、4つの大きなメリットを取り上げます。料理に気軽に取り入れられるので、しょうがが登場する機会が増えるはず。

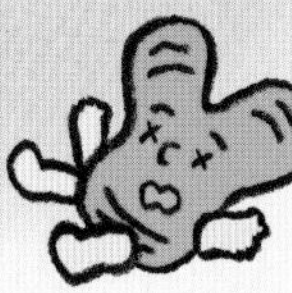

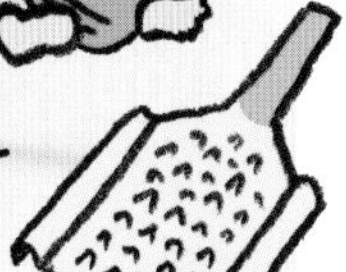

1. 皮ごとすりおろすだけ

発酵しょうがをつくるには、皮ごとおろし器でガシガシとすりおろすだけ。それを清潔なビンに詰めて、冷蔵庫に2週間おいておくと、いつの間にかでき上がります。発酵といっても、面倒な手間は一切なく、冷蔵庫の中で自然と発酵が進んでいくので、ほったらかしで大丈夫。皮には栄養がたっぷり含まれていますし、発酵の効果も加わるので、体によりよい効能をもたらしてくれます。

2. 料理にすぐ使える

発酵しょうがといっても、独特な発酵臭さはないので、通常のすりおろししょうがと同じように使えて便利。使い終わったら、蓋をして冷蔵庫に戻すだけ。冷ややっこ、焼きなす、しょうが焼き、魚の煮付けと、いつもの料理に使ってください。香りを生かすには、最後に入れるのがよいでしょう。いつものみそ汁に、最後にひとさじ加えるのもおすすめの食べ方です。

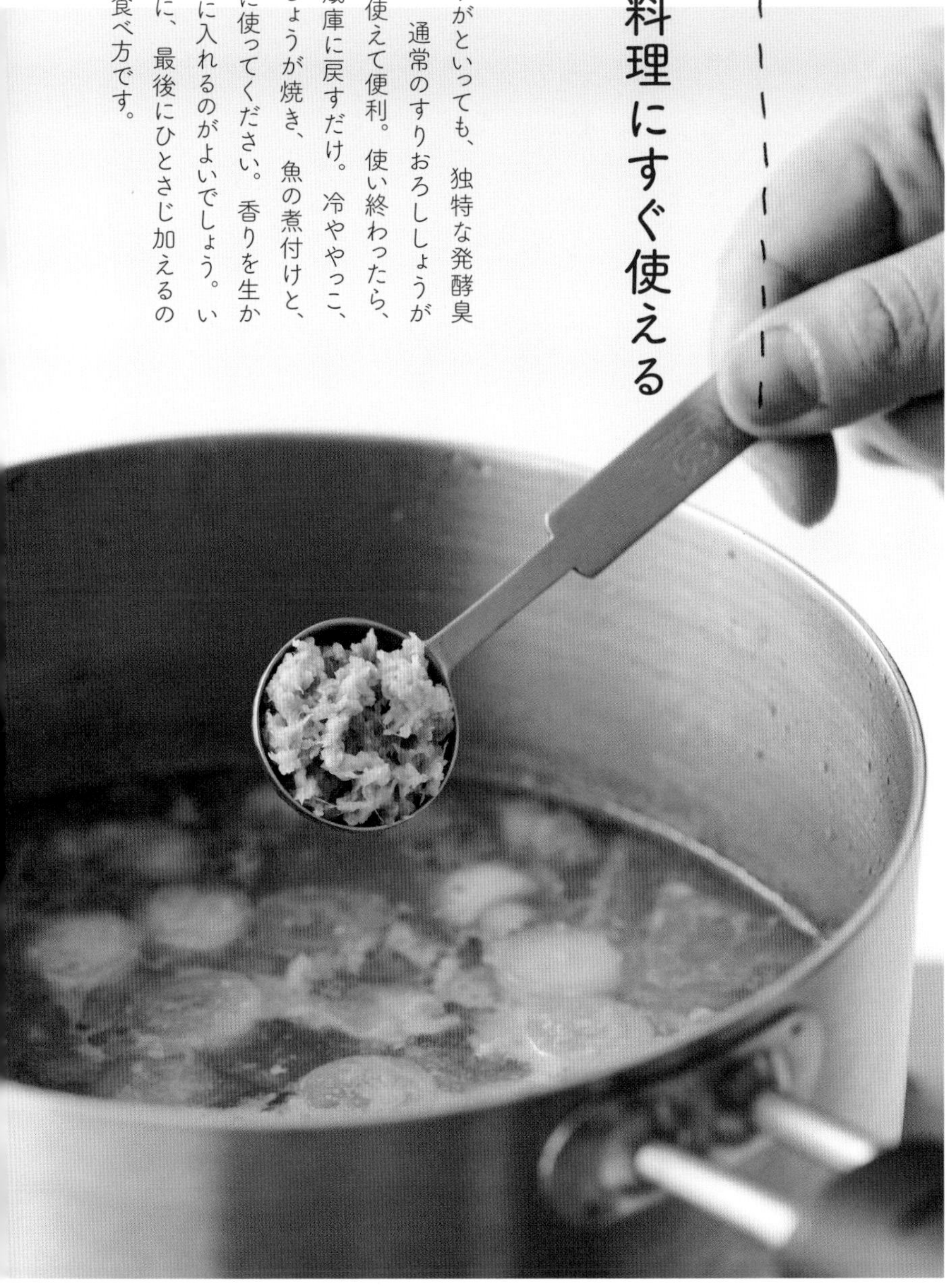

3. 冷蔵庫で半年もつ

発酵しょうがの魅力は、なんといっても保存がきくこと。発酵することで生まれる乳酸菌等が、腐敗菌の繁殖を抑えると考えられています。固形のしょうがをそのまま冷蔵庫に入れておくより、ずっと長く日もちするので安心。一度発酵すると、めったに腐ることはありませんが、香りが少しずつ変わっていくことを考えると、半年くらいで使いきるのがよいでしょう。

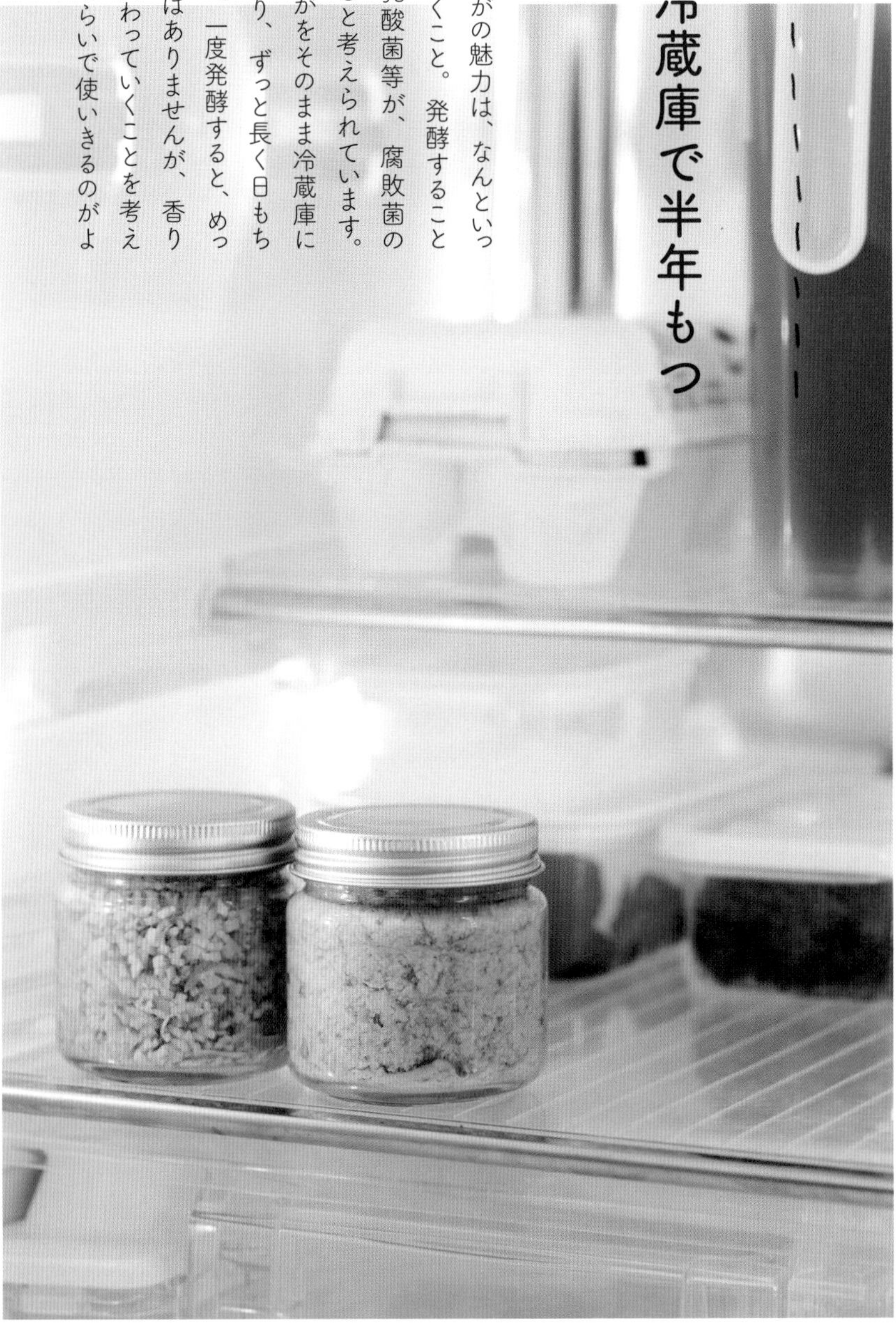

4. 料理をおいしくする

おろしたてのしょうがと比べると、発酵しょうがはツンとする香りが多少穏やかになり、味わいもマイルドになります。ですから、しょうがの辛みが苦手な方には特におすすめです。しょうがには、魚や肉の臭みを取る効果があるほか、清涼感のある香りとコクがプラスされ、汁ものなどに入れるとうまみが増します。和・洋・中、さまざまな料理に加えてみてください。

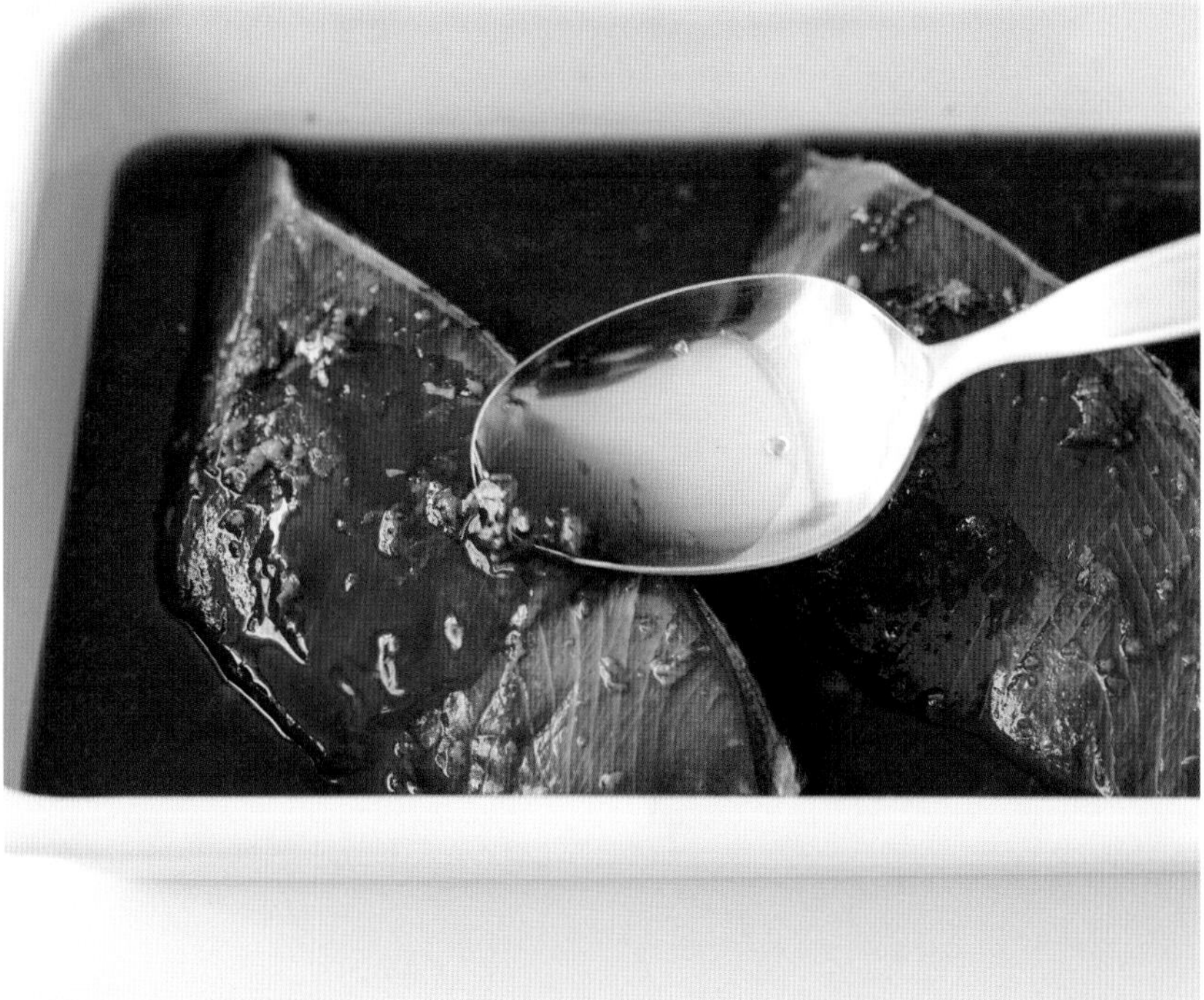

発酵しょうがのつくり方

すりおろし

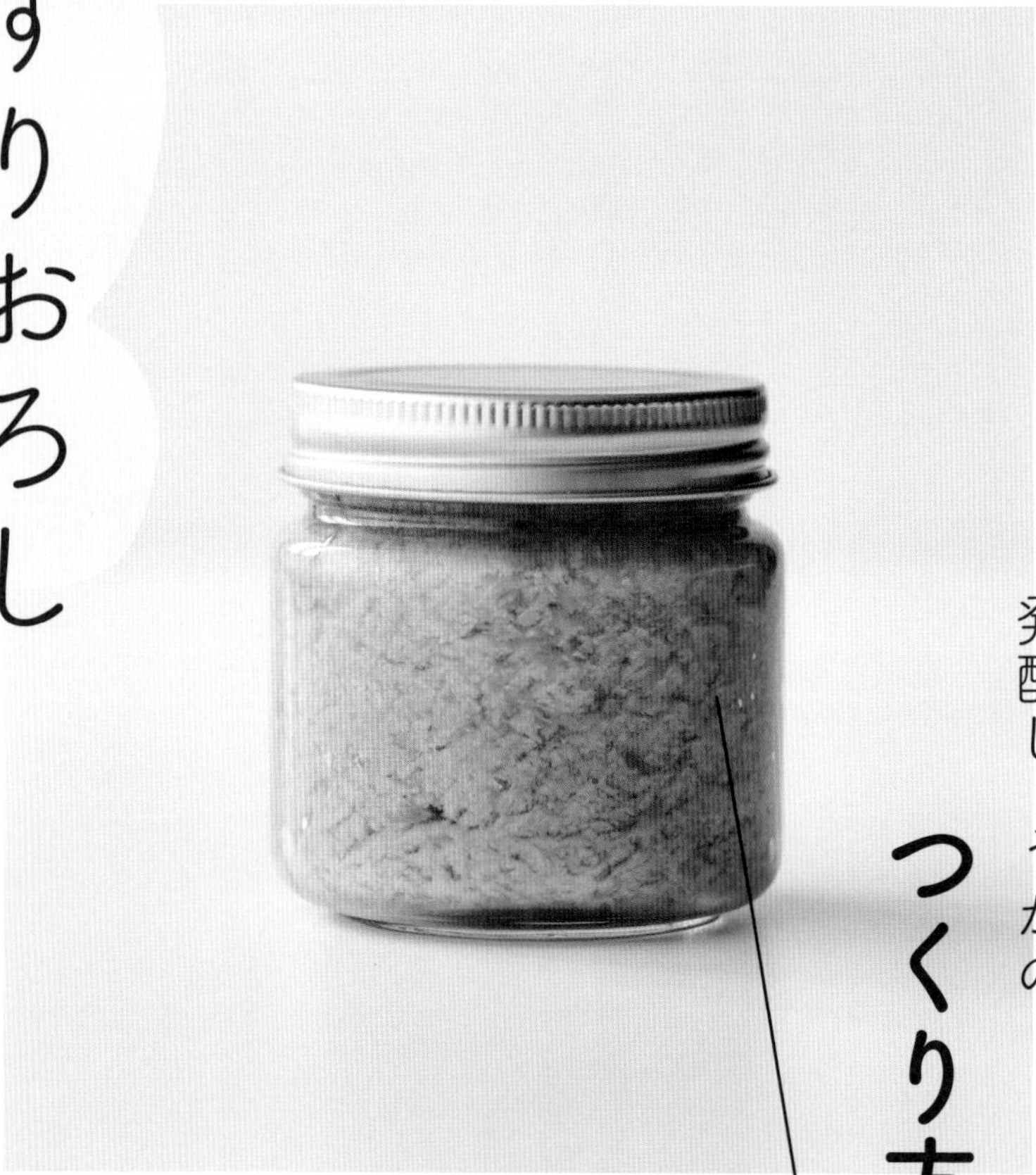

まずは、いちばん使い道が幅広く、つくるのも簡単な「すりおろし」から始めてみましょう。ただし、料理によっては、「せん切り」や「みじん切り」が合う場合もあるので、ふだんよく使う形状のものをつくっておくとよいでしょう。

用意するもの

- ☑ しょうが：200g くらい
- ☑ ガラスビン：
  容量 150 〜 200mℓのもの
- ☑ おろし金

＊しょうがは皮ごと使うので、
無農薬のものがおすすめ。

＊ガラスビン、おろし金については p.24 参照。

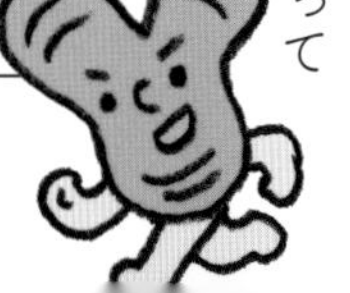

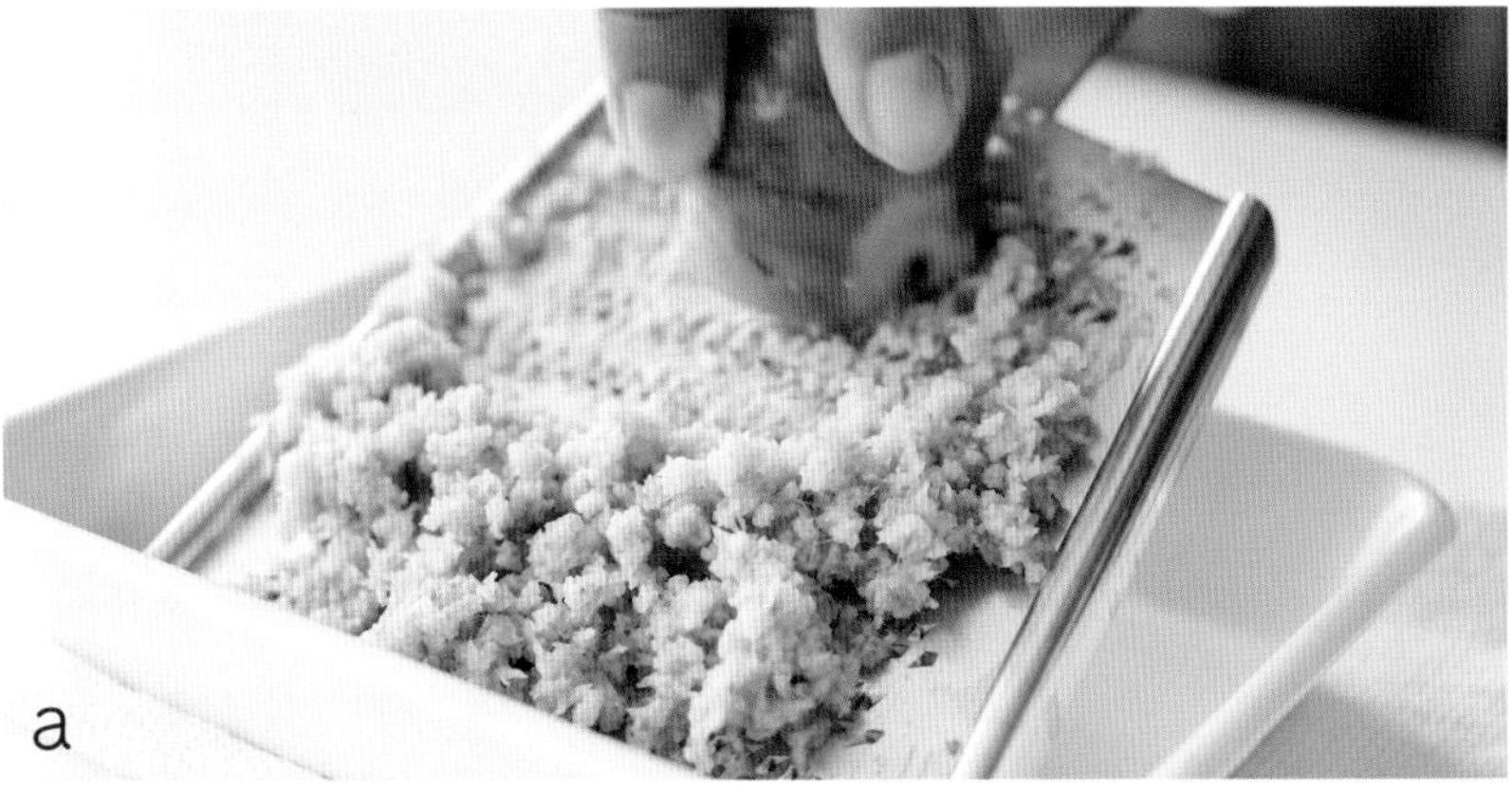

a

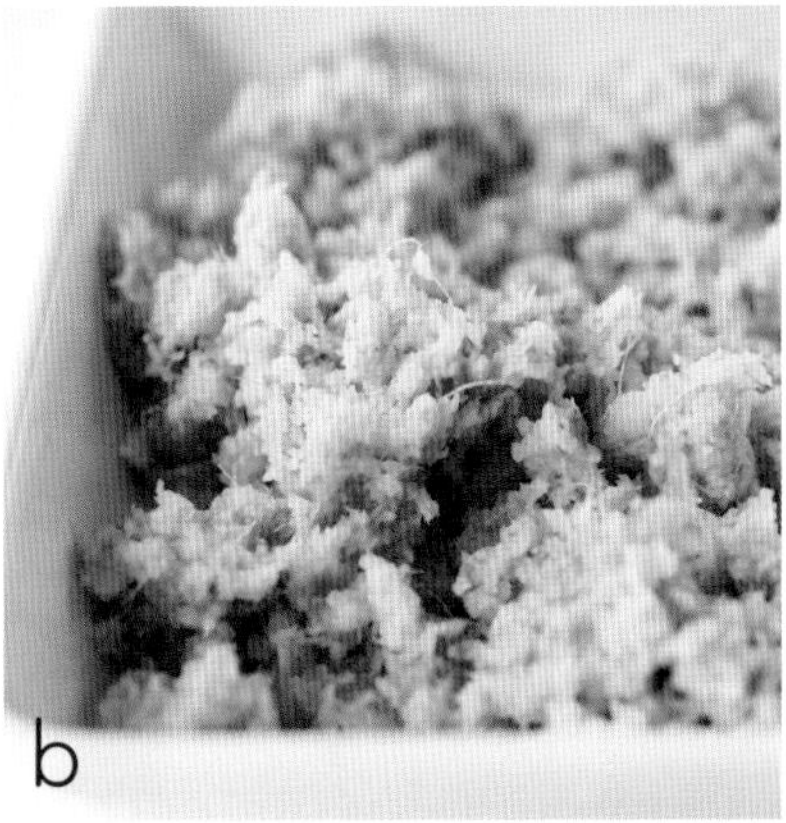

b

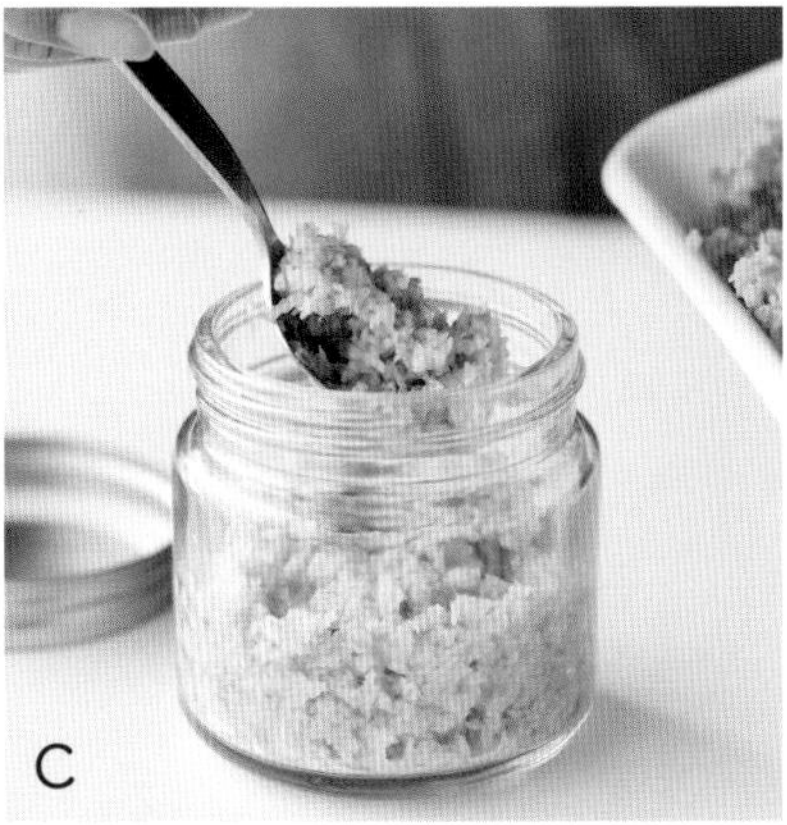

c

つくり方

1. 鍋にガラスビンとかぶるくらいの水を入れて火にかけ、沸騰してから5分ほど煮る。またはビンに熱湯を注ぎ入れる。ビンを上向きにして自然乾燥させる。
2. しょうがは皮をよく洗って水けを拭く。黒く傷んだ部分は取り除く。
3. おろし金で皮ごとすりおろし(a,b)、ガラスビンに汁ごと入れる(c)。*1
4. 蓋をして冷蔵庫に2週間おく。*2
5. 2週間たったら使い始める。その後も冷蔵庫で保存する。*3

使い方

冷ややっこや焼きなすなどにのせるほか、みそ汁やスープなどの汁もの、炒めもの、煮ものなど。調理の最後に加えると香りが残ってよい。しょうがの食感を残したくない料理に。

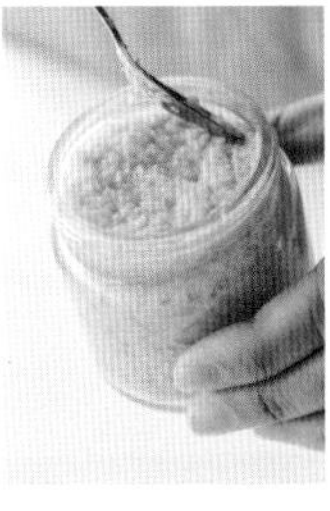

＊1　ビンに対してしょうがの量が少ないと空気に触れて酸化しやすいので、なるべくビンいっぱいに入れるとよい。
＊2　蓋を開けないことで雑菌が不活性化し、乳酸菌や酵母菌が優位に働く。
＊3　冷蔵庫で半年くらいもつが、生で使う場合は保存期間が短いもののほうがおいしい。

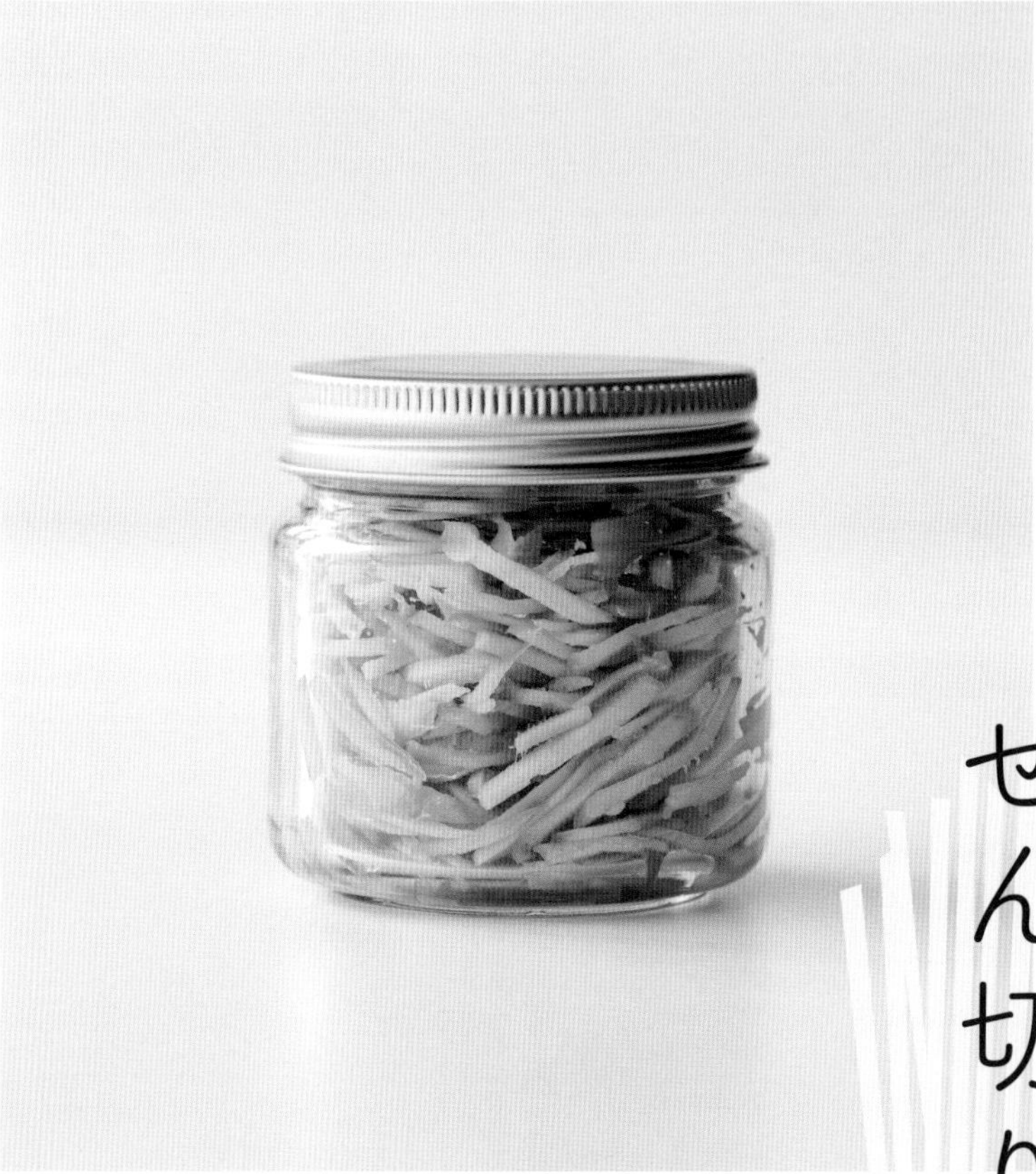

せん切り

用意するもの

p.20 と同じ

つくり方

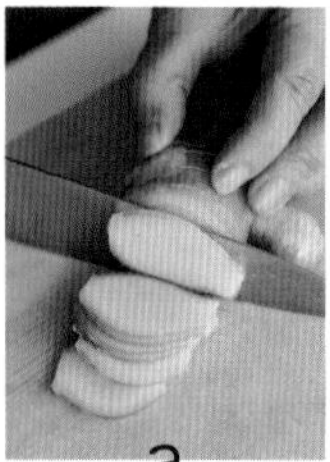

a

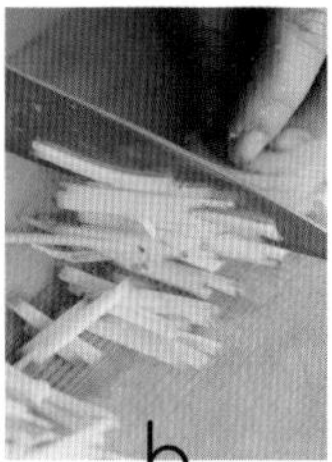

b

切り方が変わるだけで、そのほかは p.20 と同じ。きれいに洗って水けを拭いたしょうがを横長になるように置き、繊維を断ち切るように薄くスライスする（a）。少しずつずらして並べ、端から細長く切る（b）。

使い方

食感を残したい炒めものやスープ、煮魚に。加熱して食べるのがおすすめ。

みじん切り

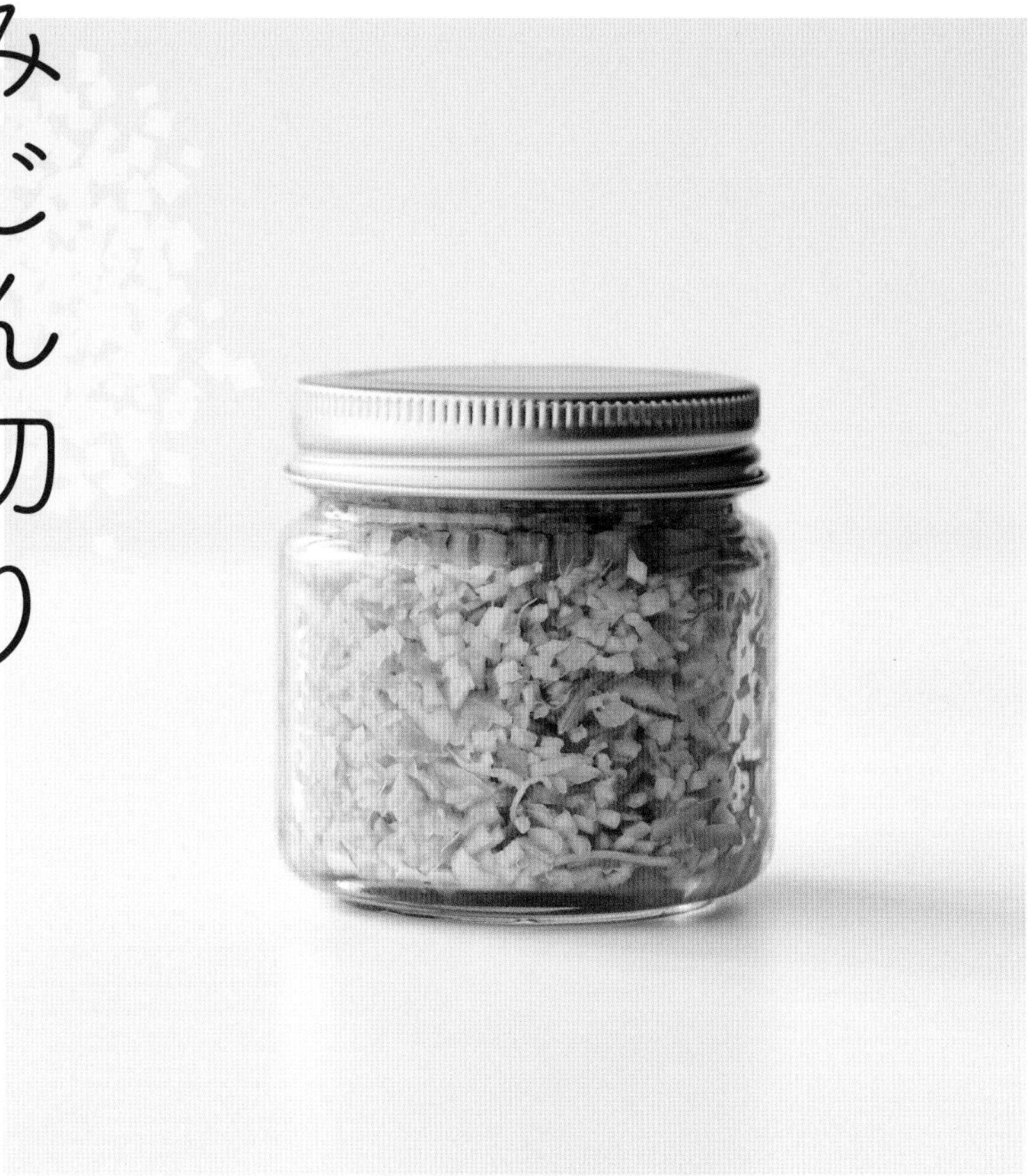

用意するもの

p.20と同じ

つくり方

切り方が変わるだけで、そのほかはp.20と同じ。p.22のようにせん切りにしたものを横に並べ、端から細かくみじん切りにする（a）。

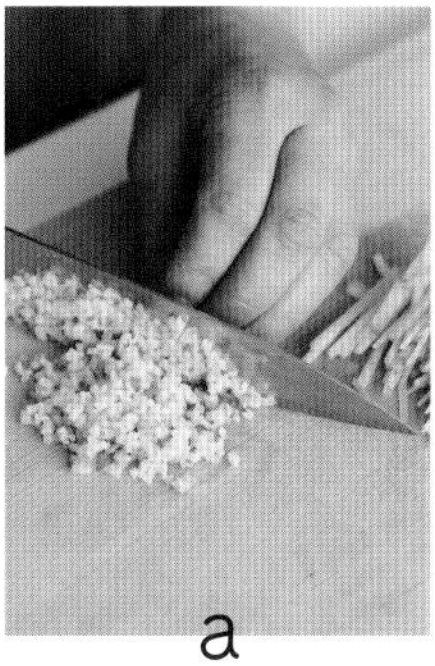

a

使い方

せん切りと同様、食感を残したいときに。中華だれなどの薬味や、炊き込みごはんに。

発酵しょうがQ&A

Q おろし器は どんなものでも よいですか？

A ご自宅にあるもので大丈夫ですが、しょうが用の目が細かいものではなく、大根おろし用の穴が開いたおろし器のほうが、短時間で簡単にすりおろせます。プラスチック製より、金属製のほうが力を入れずにおろせるので、これから購入されるなら、金属製のものをおすすめします。

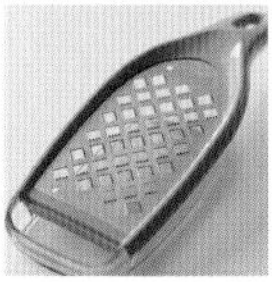

Q 保存容器は どんなものが よいですか？

A ガラスビンには2種類あり、ジャムなどによく使われている蓋がすぐに閉まるもの（写真右）と、スクリュータイプで何回か回して蓋をしっかり閉じるもの（左）があります。ジャムビンでもよいですが、スクリュータイプのほうが密閉性が高いので、もし両方お持ちでしたら、後者をおすすめします。

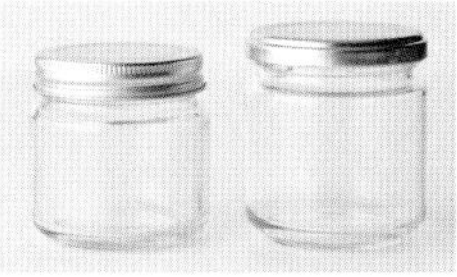

Q 発酵しているか どうかの見分け方は ありますか？

A しょうがは発酵しても変化が少ない野菜なので、ぶくぶくと発泡するようなことはありません。多少、色やにおいが変化してくるのが目安ですが、しょうがの個体差やつくる環境によって変わります。ですから、冷蔵庫で2週間おいたら発酵したと考えて、使い始めるようにしてください。

Q 底に白いものが 溜まっているのですが、 これってカビですか？

A 底にたまっている白いものはオリなので、食べても問題ありません。万が一、しょうがの表面やビンの口付近に黒いカビが生えてしまったら捨ててください。発酵しょうがを使った後、ビンの壁面や口の周りに微量なしょうがが残っていると傷みやすいので、残さないように。

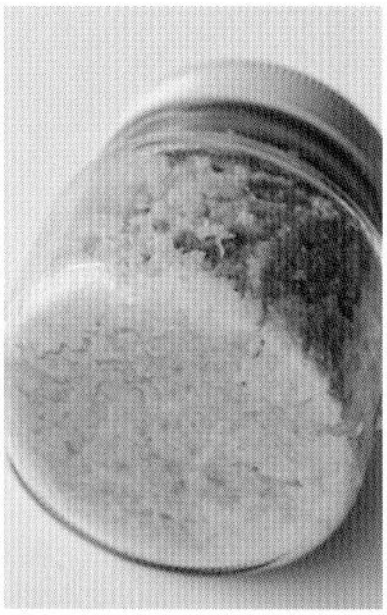

Q ピンクっぽく変色して しまいましたが、 使っても大丈夫ですか？

A 空気に触れると酸化してピンクがかった色になることがありますが、腐ってしまったわけではありません。酸化を防ぐには、なるべくビンの口いっぱいまでしょうがを入れ、早めに使いきるほうがよいでしょう。

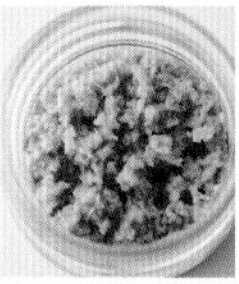

Q しょうがは つぎ足しても よいですか？

A 発酵しょうがはつぎ足しで発酵を深めていくものではないので、使いきったらまた新しくつくります。発酵するのに2週間かかることを考えると、残り少なくなってきたら、新たなビンにつくり、2つを使いまわすとよいでしょう。

part 2

発酵しょうがのレシピ

発酵しょうがは、普通のしょうがと同じように使ってかまいません。ここでは、すりおろし、せん切り、みじん切りを料理によって使い分けていますが、すべてすりおろしを使ってもかまいません。せん切り、みじん切りは食感を残したいときに使うとよいでしょう。

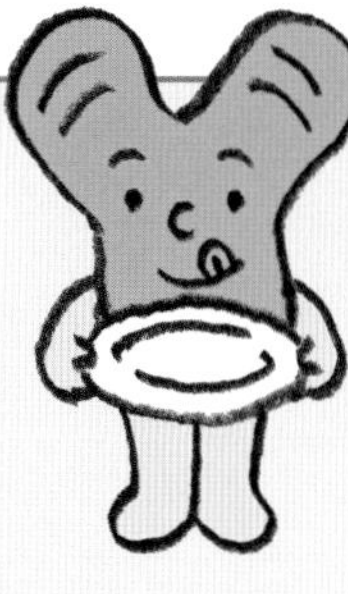

目的・効能別ドリンク

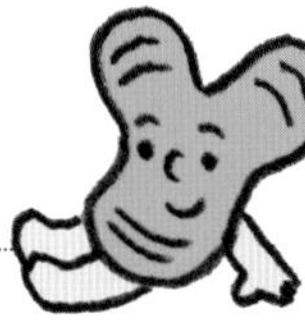

リラックスしたいとき、のどを潤したいときに、気軽につくって飲めるドリンク。ここでは、さまざまな不調の改善や気分転換など、目的に合わせたしょうが入りドリンクを紹介します。

【胃腸の不調、疲れ、冷えの解消に】

しょうが梅《うめ》醤《しょう》番《ばん》茶《ちゃ》

材料とつくり方（1人分）

1. 湯飲みに梅干し1個を入れてつぶす。
2. しょうゆ小さじ1と1/2、発酵しょうが（すりおろし）小さじ1/2を加え、熱い番茶100mℓを注ぎ入れる。

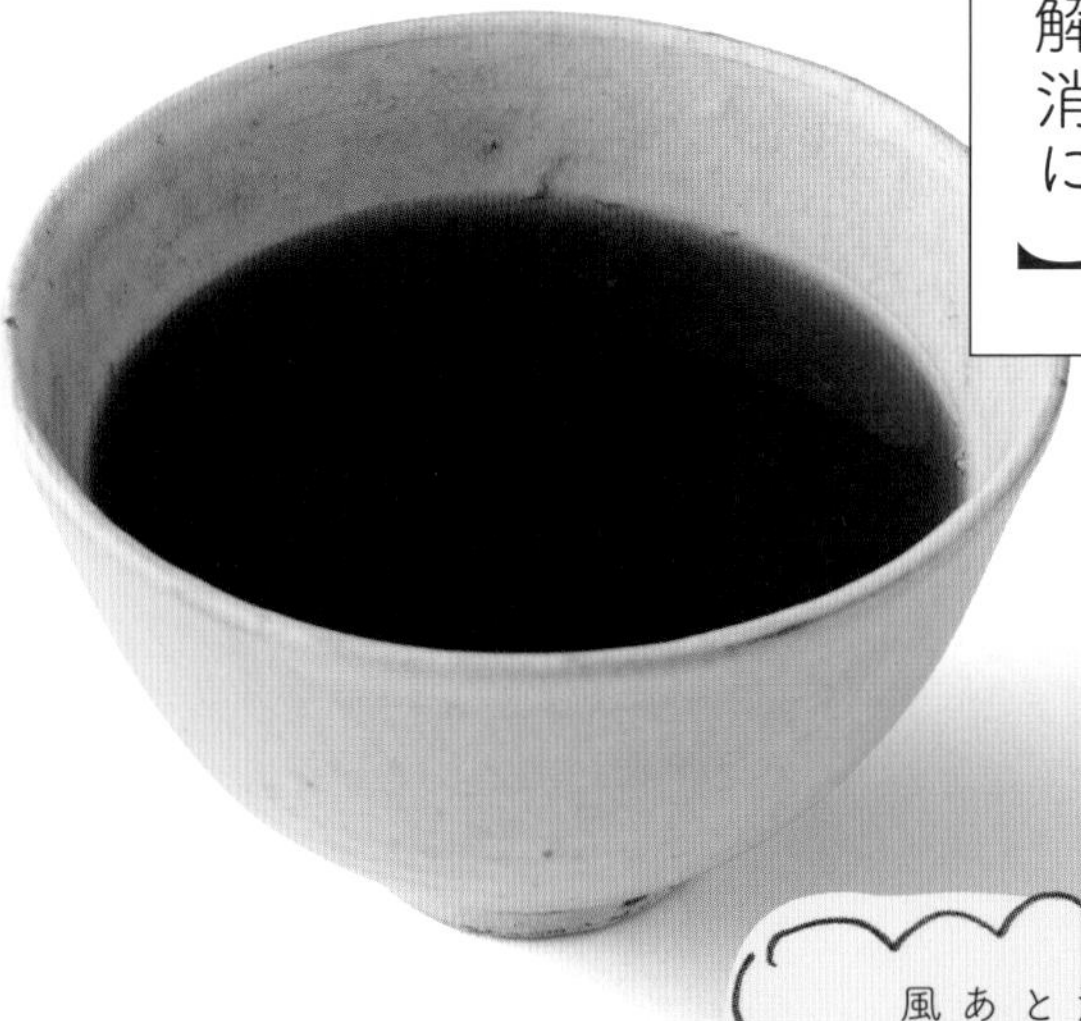

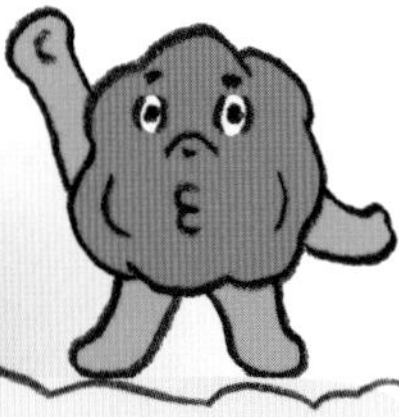

【メモ】 しょうが入りの温かい番茶で血行がよくなり、冷えの解消が期待できます。梅干しは、クエン酸が疲労回復を促したり、消化を助けて胃腸をととのえたり、胃酸を分泌させて胃痛を抑えたりと、さまざまな健康効果がある優秀な食品。おなかの風邪にもよいでしょう。

【疲れ、食欲不振、ストレス解消に】

【メモ】甘酒には、ブドウ糖やビタミンB群、必須アミノ酸9種類などの栄養素が含まれています。江戸時代から、特に夏場の食欲不振のときに、〝飲む点滴〟として重宝されてきました。栄養満点の甘酒はしょうがを加えることでより疲労回復効果が高まり、心と体をほっとさせてくれます。

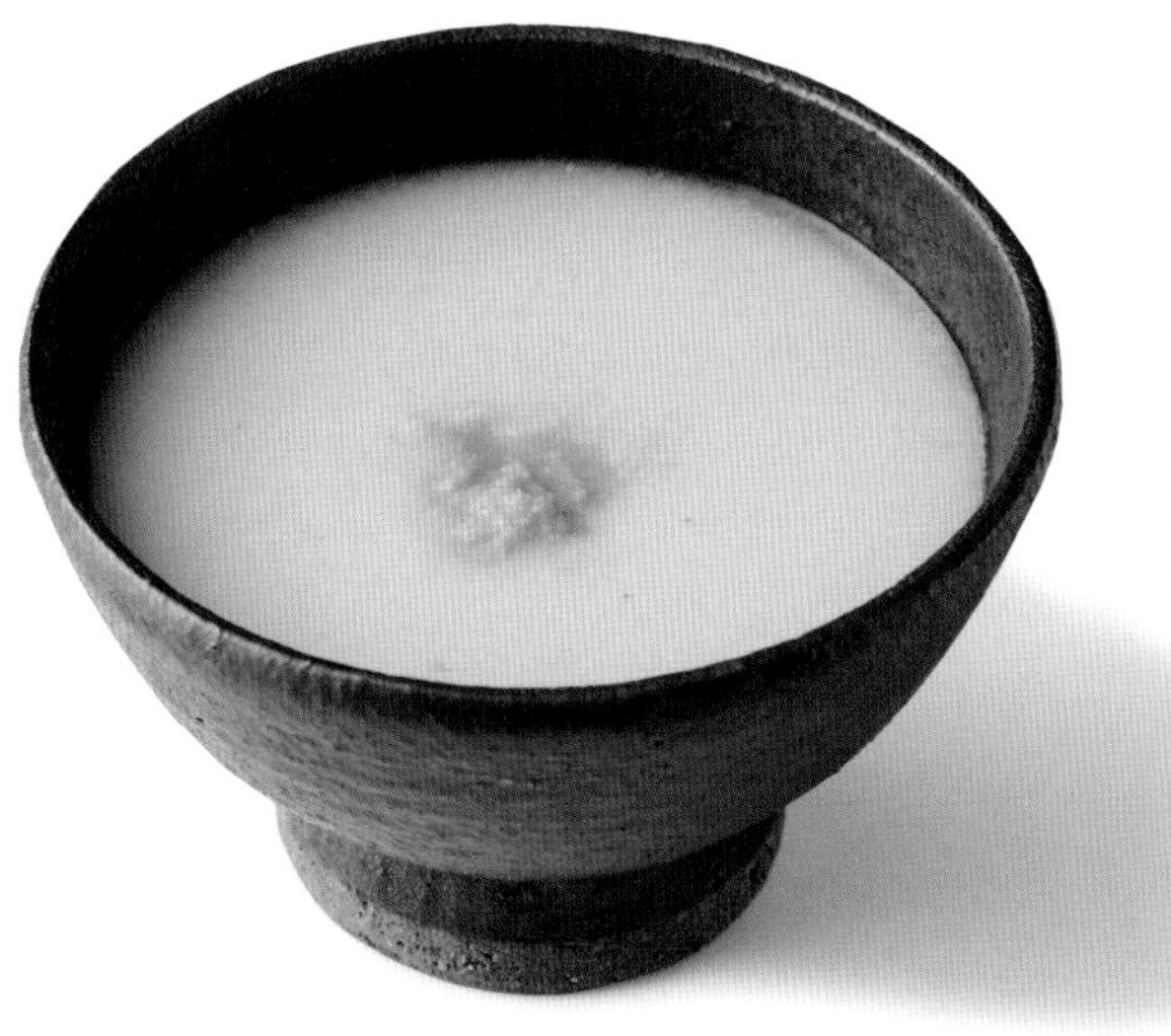

ホットしょうが甘酒

材料とつくり方（1人分）

1. 小鍋に濃縮甘酒50g、水90mℓ、塩ひとつまみを入れて温める。
2. 湯飲みに発酵しょうが（すりおろし）小さじ1を入れ、**1**を注ぎ入れる。

＊ここで使用している濃縮甘酒は、自家製のもの。市販の甘酒の場合、濃度が異なることがあるので、好みの濃度になるように水分量を調整してください。

自家製濃縮甘酒のつくり方

1. 炊飯器の内釜に1.5合分の炊いたごはんと約300mℓの水を入れて混ぜ、雑炊程度のやわらかさにする。
2. 乾燥麹200gを加え、炊飯器の保温モードで16時間ほど加温して発酵させ、途中で天地を返す（温度は55～60℃になるように。炊飯器の蓋を閉めると高温になる場合は完全に閉めないようにする）。
3. 好みの甘さになったら、鍋に移して加熱し、発酵を抑える。フードプロセッサーなどでペースト状にしておくと、発酵の進みが遅くなり、使い勝手もよい。

【軽いのどの痛みに】

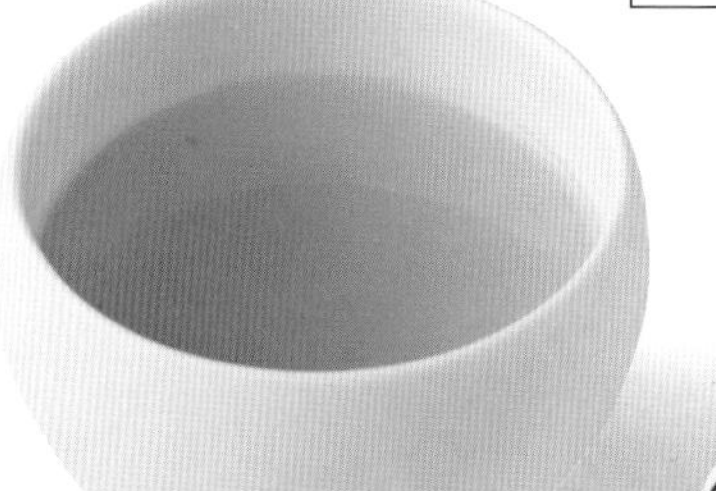

しょうが湯

材料とつくり方（1人分）

湯飲みに発酵しょうが（すりおろし）小さじ1/2を入れ、湯を適量注ぐ。甘みが欲しければ、はちみつや米あめ*などを少量加える。

＊米あめとは、米と麦芽でつくられた穀物由来の甘味料。自然な甘さが特徴。

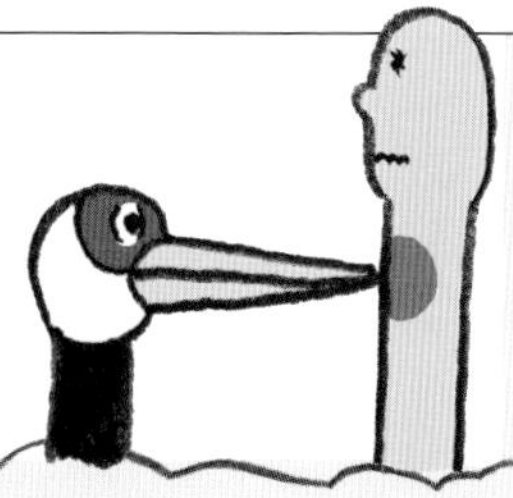

【メモ】のどがいがいがするときに、飲んですぐに寝ると翌日すっきりします。さっと手軽につくれるのがうれしい。軽いのどの痛みのときにおすすめですが、しょうがは水分を排出するので、乾燥からくる痛みのときは避けたほうがよいでしょう。

【おなかの張り、腸の不調に】

ごぼうみそしょうが湯

材料とつくり方（1人分）

1. すりおろしたごぼう30gに、みそ大さじ1、発酵しょうが（すりおろし）小さじ1を加えてよく混ぜる。多めにつくり、保存容器に入れておくとよい。1週間ほどで使いきる。
2. 湯飲みに1を小さじ1程度入れ、湯を適量注いで溶き混ぜる。

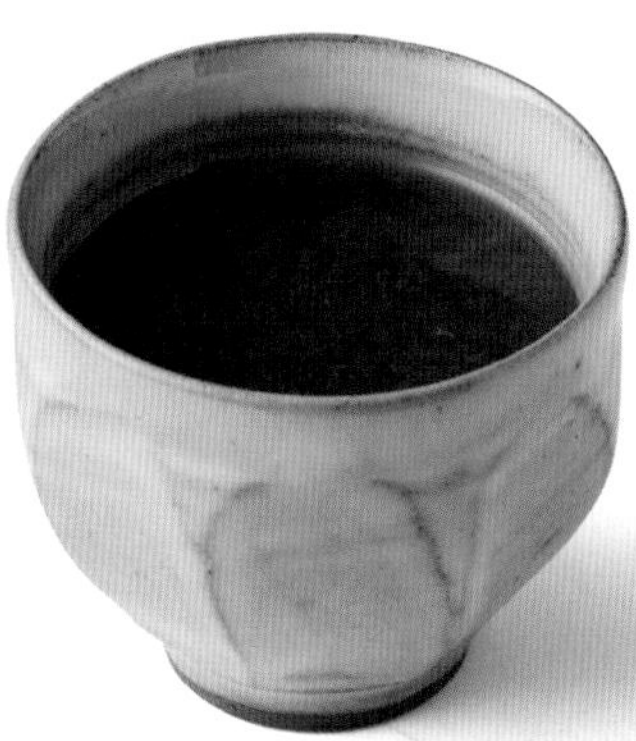

【メモ】腸をととのえるほか、治りにくい風邪や不調の回復にも。腸内細菌の働きが活発になって全身の細胞が動き、体内の毒素や老廃物の排出を促します。おなかが張るときに、みそ汁代わりに飲むことも。みそとしょうが、根菜で体の中から温まります。

【　血圧・血糖値を下げ、温め効果が持続　】

しょうがココア

材料とつくり方（1人分）

カップにココアパウダー小さじ2、発酵しょうが（すりおろし）小さじ1弱を入れ、湯を適量注ぐ。甘みが欲しければ、はちみつや米あめなどを少量加える。牛乳や豆乳を加えてもよい。

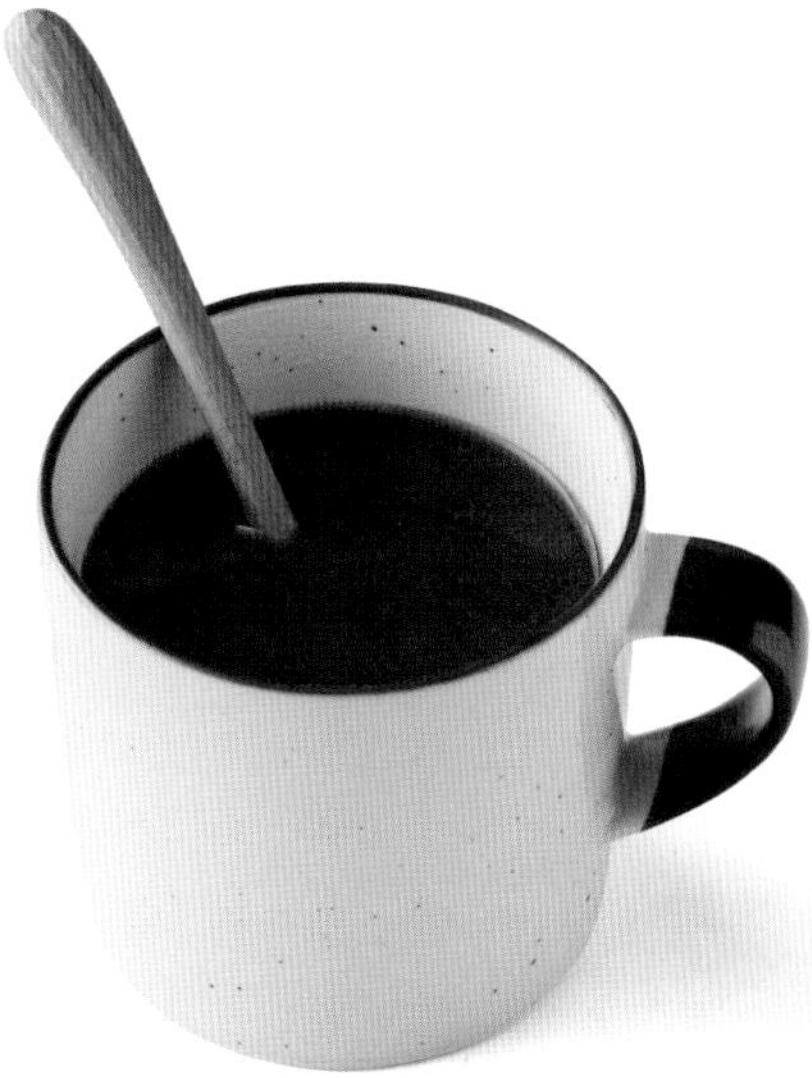

【メモ】ココアに含まれるカカオポリフェノールが、血圧や血糖値を下げて血液サラサラに。さらに、温かさが持続する成分も含むので、しょうがと組み合わせると冷えには最強。リラックス効果や満腹感もあるので、休日ののんびりタイムにときどき飲みます。

【　体を温め、風邪を予防、むくみの解消にも　】

しょうが紅茶

材料とつくり方（1人分）

好みの紅茶をカップに注ぎ、発酵しょうが（すりおろし）小さじ1/2を加えて混ぜる。

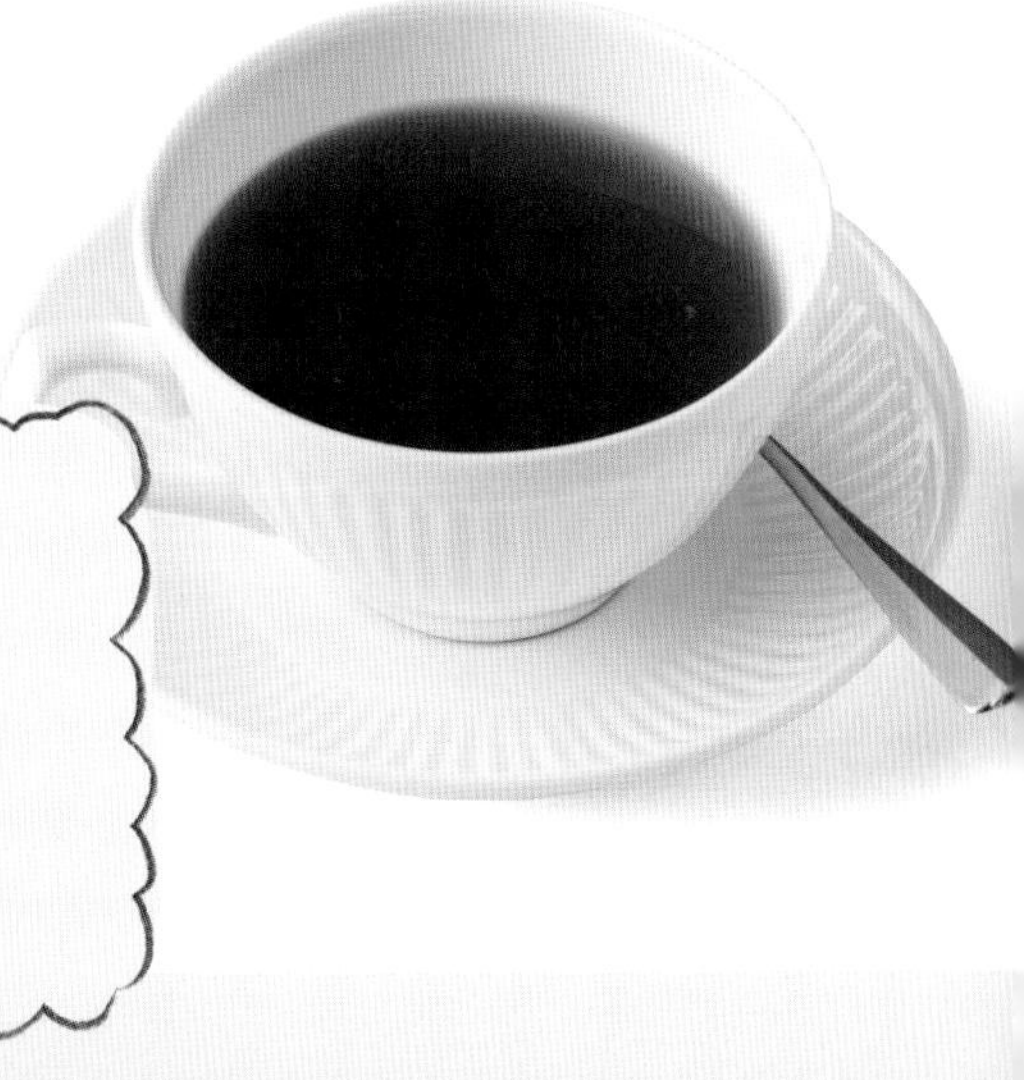

【メモ】紅茶としょうがの殺菌作用で、風邪の予防やウイルスの活動・増殖を抑える働きがあります。また、紅茶に含まれるカフェインには利尿作用があり、むくみを解消。脂肪燃焼作用もあるので、ダイエットにも。温まりたいときに、いつでもどうぞ。

【おやつに、甘いものが欲しいときに】

ジンジャーりんごジュース

材料とつくり方（1人分）

りんごジュース（果汁100%）200mℓに発酵しょうが（すりおろし）小さじ1を加えて混ぜる。1日くらいおくのがおすすめ。ただし、徐々に味が薄くなってくるため、早めに飲むこと。

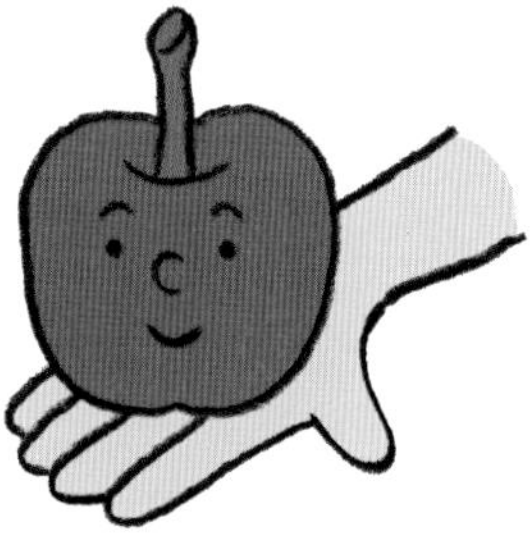

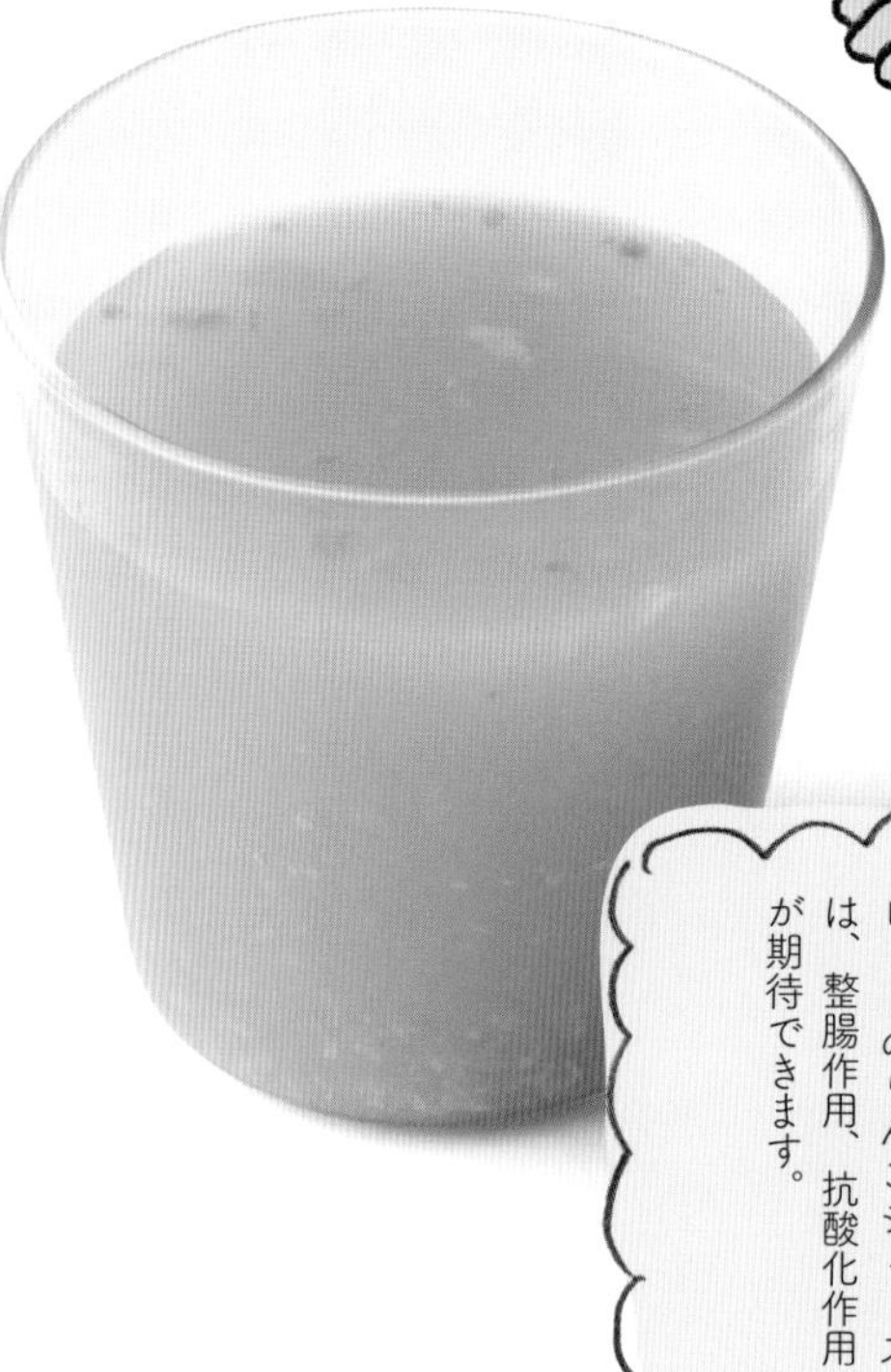

【メモ】りんごジュースをそのまま飲むと私には甘すぎるのですが、発酵しょうがを入れると甘さがやわらいでちょうどよくなり、甘いものが少し欲しいときに飲みます。濃縮還元ではないストレートのりんごジュースは、整腸作用、抗酸化作用が期待できます。

【リフレッシュしたいときに】

ジンジャーレモンソーダ

材料とつくり方（1人分）

炭酸水 200mℓにレモンの薄切り3〜4枚、発酵しょうが（すりおろし）小さじ 1/2 を加えて混ぜる。甘みが欲しければ、はちみつや米あめなどを少量加える。

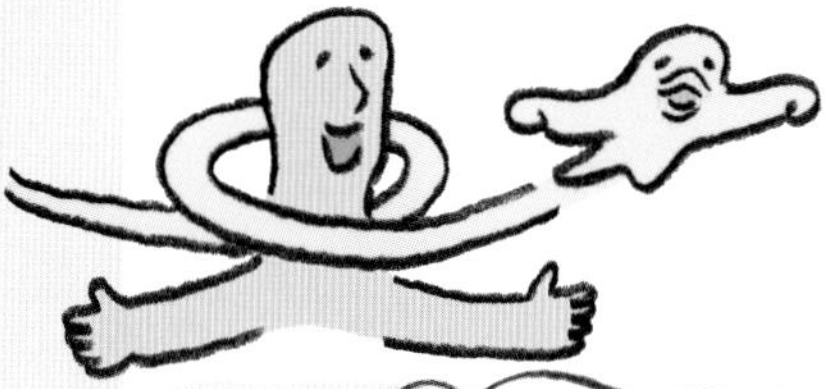

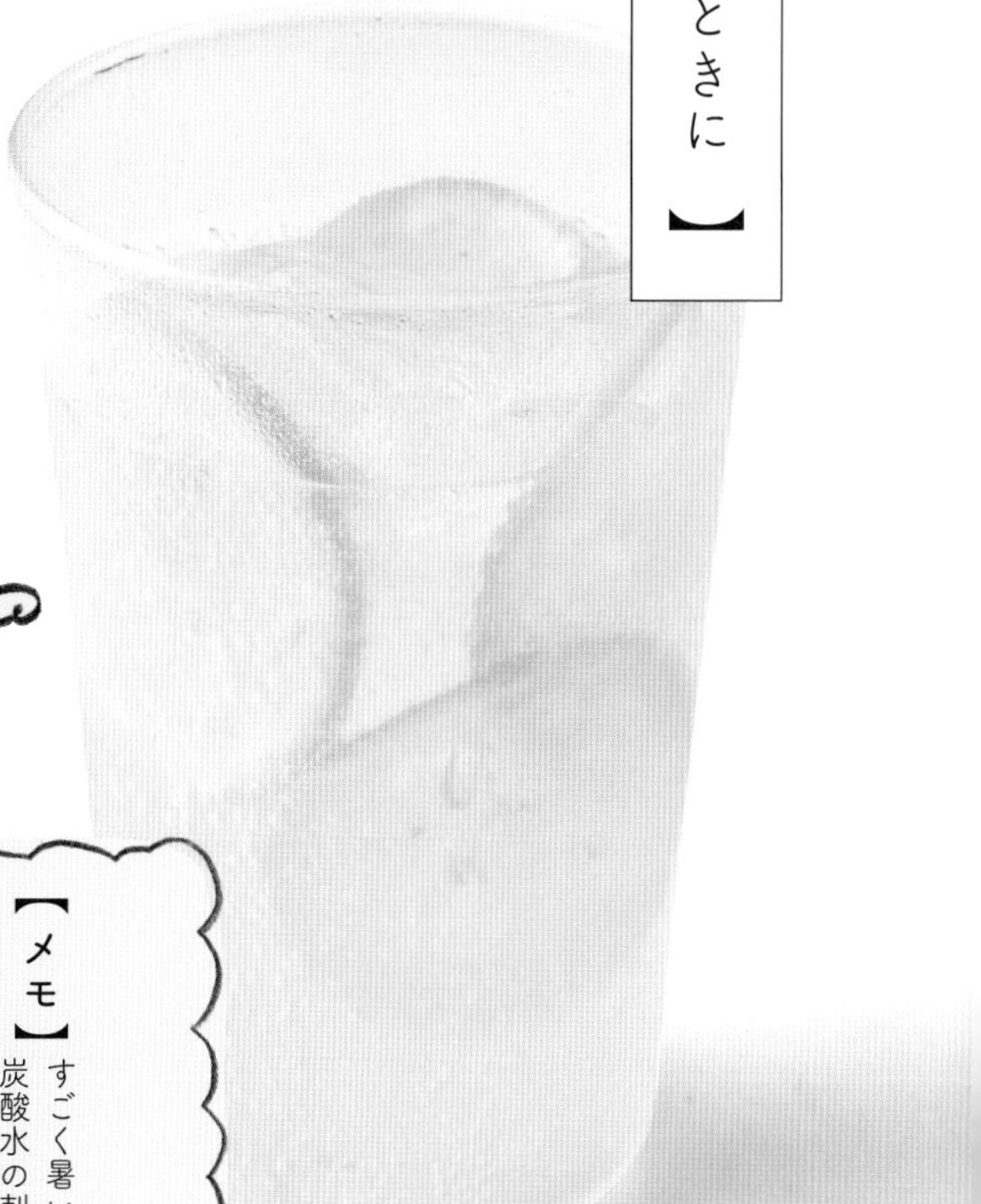

【メモ】すごく暑い日は炭酸水の刺激がおいしく感じるので、真夏ののどが渇いたときによく飲みます。レモンはビタミンCが豊富で、美肌や美白、コラーゲンの再生を促します。かんきつ系の香りは、リラックス効果があるので疲れたときに。

【 夏バテで食欲のない ときに 】

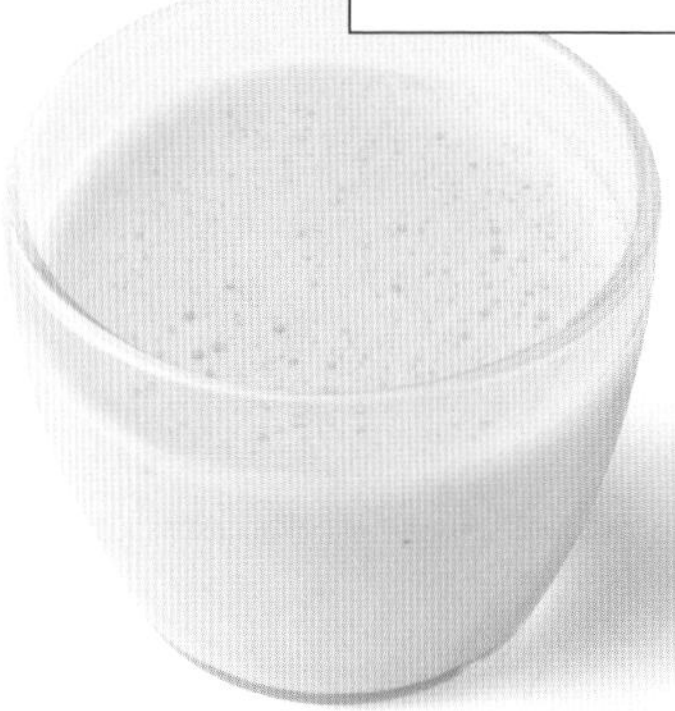

豆乳しょうが甘酒

【メモ】甘酒の効能は、p.27 のホットしょうが甘酒と同じですが、冷たくして豆乳と混ぜ合わせたこのドリンクは、夏バテのときにぴったり。豆乳のイソフラボンが女性ホルモンのバランスをととのえるので、更年期、生理前などにもおすすめです。

材料とつくり方（1人分）

豆乳 75mℓ、濃縮甘酒（p.27 参照）50 g、発酵しょうが（すりおろし）小さじ1を容器に入れ、ハンディブレンダーや泡立て器などでよく混ぜる。ふわふわな泡がおいしい。

【 朝食に、小腹がすいた ときに 】

ジンジャートマトジュース

材料とつくり方（1人分）

トマトジュース 200mℓに発酵しょうが（すりおろし）小さじ1と1/2 を加える。1日くらいおくのがおすすめ。ただし、徐々に味が薄くなってくるため、早めに飲むこと。

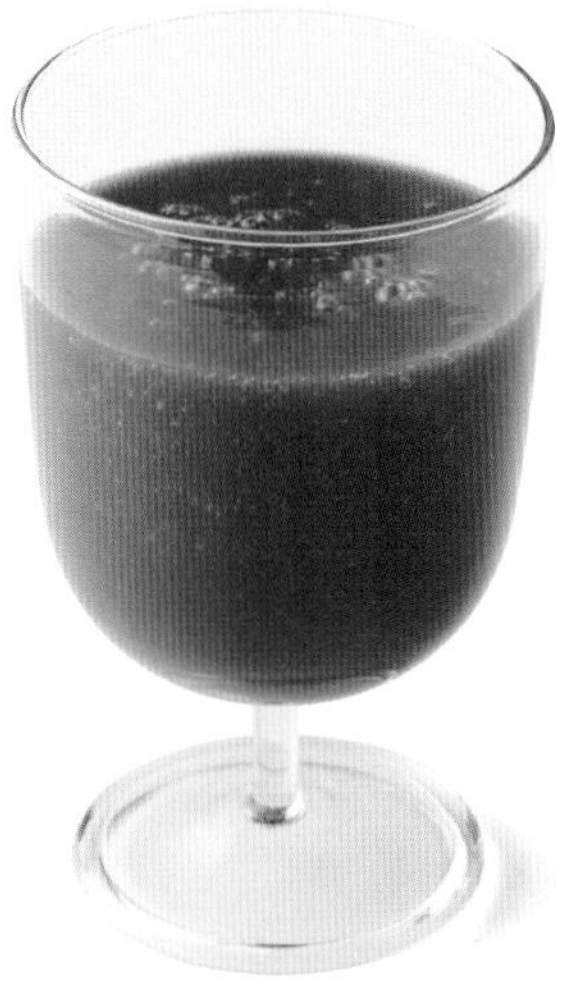

【メモ】朝食代わりや、小腹がすいたときに飲むと、おなかが満たされます。トマトは抗酸化作用や、血圧・血糖値を下げる効果があり、あらゆる生活習慣病予防に効果的。飲みきれなかったら、スープや煮込み料理に使ってもよいでしょう。

【水代わりに、さっぱりしたいときに】

ジンジャーデトックスウォーター

【メモ】好みのかんきつ類を水に入れて、エキスを抽出したもの。日中、意識的に水を飲んでいますが、ただの水がおいしく感じないときや、さっぱりしたいときにつくっています。かんきつ類のビタミンCには美肌・美白効果があり、抗酸化作用も期待できます。

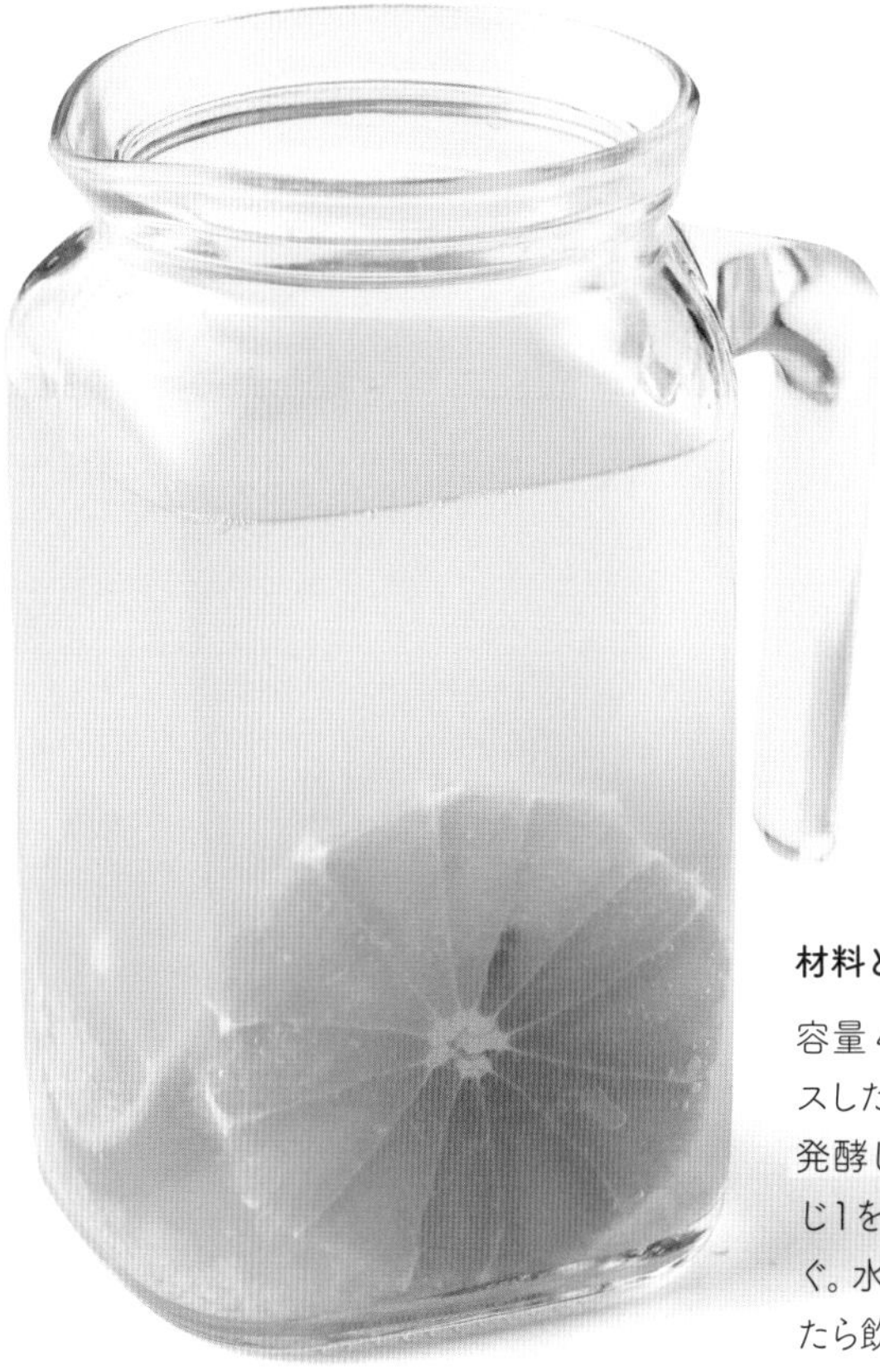

材料とつくり方（つくりやすい分量）

容量450mℓのビンに、スライスした好みのかんきつ類適量、発酵しょうが（すりおろし）小さじ1を入れて、水をたっぷり注ぐ。水にかんきつの香りが移ったら飲みごろ。

野菜のつくりおきおかず

基本調味料と発酵しょうができる、あるとうれしい野菜のつくりおき。副菜にしたり、料理に加えたりと使い道もいろいろ。1週間ほど日もちするので、多めにつくっておくと便利。

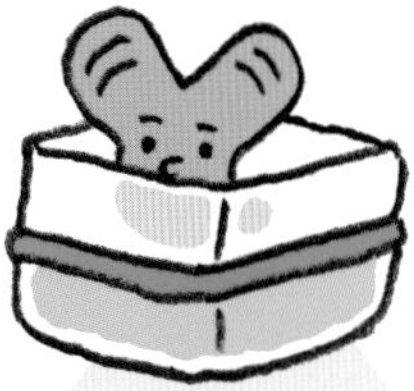

もやしのナムル

材料（つくりやすい分量）

もやし …… 1袋（200g）
発酵しょうが（すりおろし）…… 小さじ2〜3
塩 …… 小さじ1/2

つくり方

1. もやしはさっとゆでて水をきる。
2. 発酵しょうがと塩を混ぜ、1と合わせて味がなじむまでおく（ときどき上下を返す）。好みでごま油を加える。

食べ方

そのまま食べるほか、サラダの具や、ラーメンなどのトッピングにしたり、汁ごとスープに入れて。蒸し鶏やちくわ、チャーシューなどと和えても。

青菜のナムル

材料（つくりやすい分量）

青菜（小松菜など）…… 1わ
発酵しょうが（すりおろし）…… 小さじ2〜3
しょうゆ …… 大さじ1と1/2

つくり方

1. 青菜はさっとゆでて水をきり、適当な長さに切る。
2. 発酵しょうがとしょうゆを混ぜ、1と合わせて味がなじむまでおく（ときどき上下を返す）。好みでごま油、炒りごまなどを加える。

食べ方

そのまま食べるほか、ラーメンなどのトッピングにしたり、炒めものに加える。くるみなどのナッツと合わせたり、ゆでたささみやしらす干しと和えたりしても。

ナムル

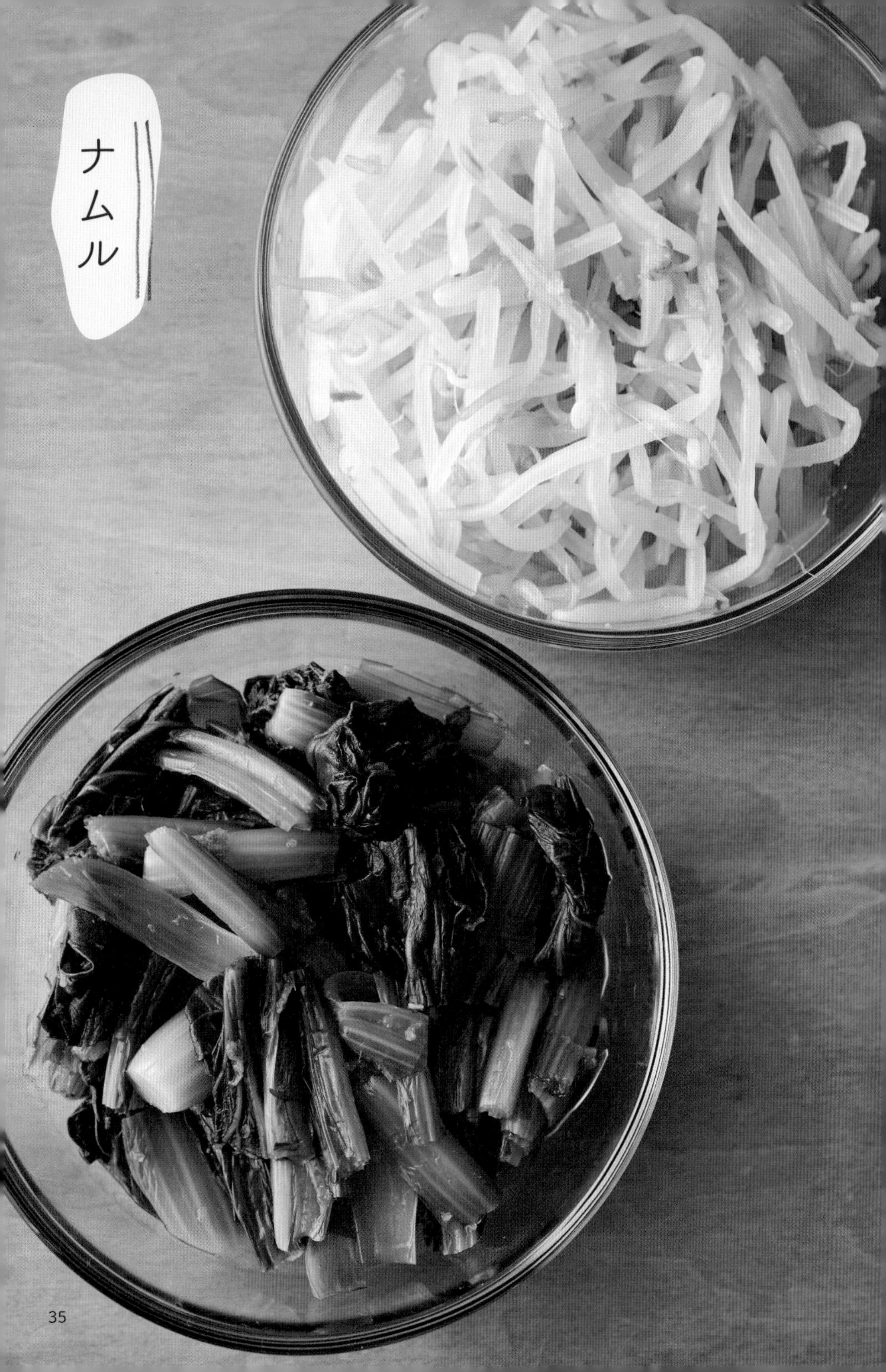

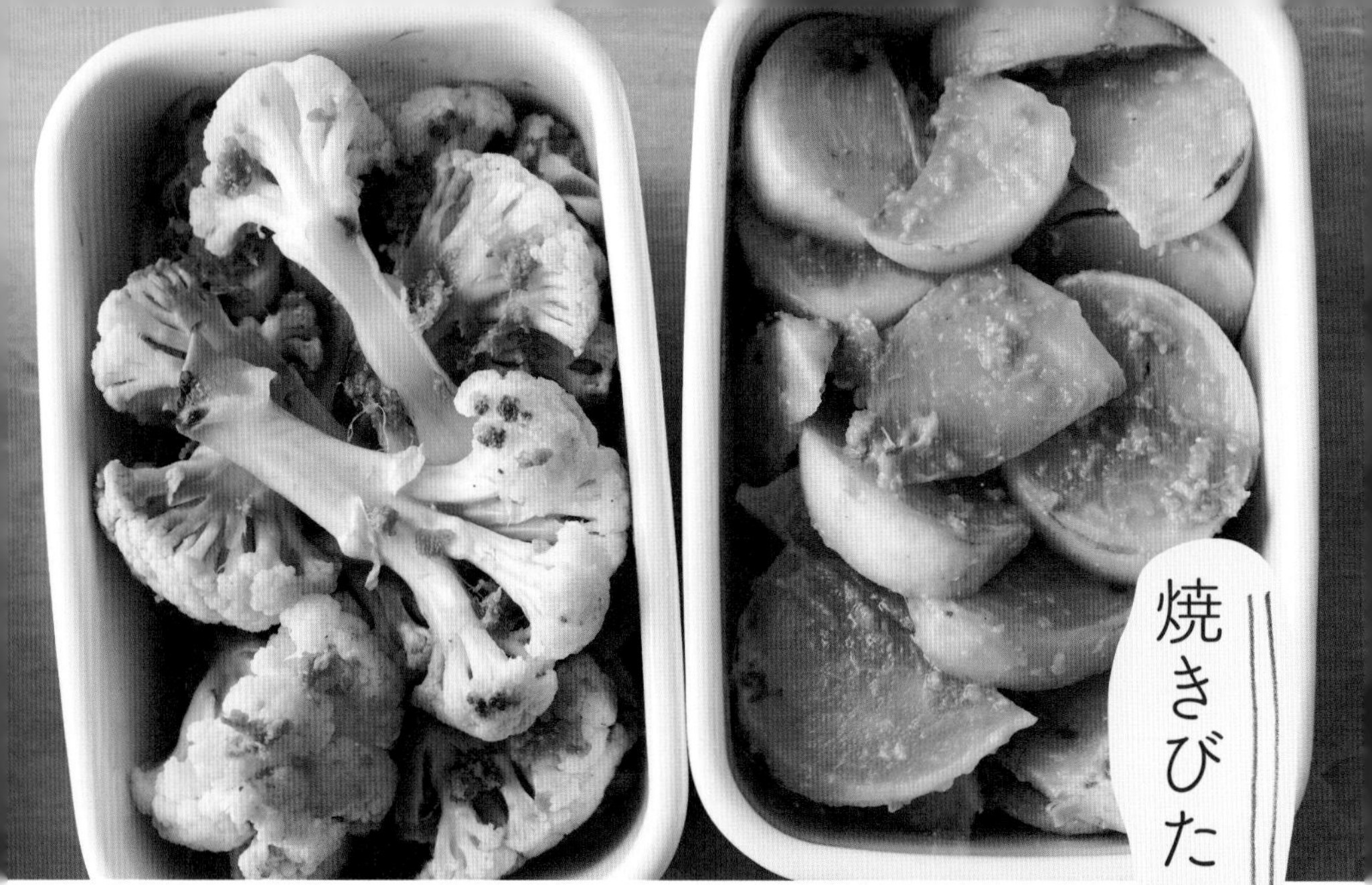

カリフラワーの焼きびたし

材料（つくりやすい分量）

カリフラワー …… 1/4 個
発酵しょうが（すりおろし） …… 小さじ2
しょうゆ …… 大さじ1と 1/2

つくり方

1. カリフラワーは縦に薄切りにして、油をひかないフライパンで焼く。焼き目がついたら裏返し、蓋をして同様に焼く。

2. 発酵しょうがとしょうゆを混ぜ、**1**と合わせて味がなじむまでおく（ときどき上下を返す）。

食べ方

そのまま食べるほか、サンドイッチの具にしてもおいしい。

かぶの焼きびたし

材料（つくりやすい分量）

かぶ …… 2個
発酵しょうが（すりおろし） …… 小さじ1
みそ …… 大さじ1弱

つくり方

1. かぶは皮付きのまま8等分のくし形切りにし、油をひかないフライパンで焼き目がつくまで両面焼く。

2. 発酵しょうがとみそを水小さじ2～3で溶き、**1**と合わせて味がなじむまでおく（ときどき上下を返す）。

食べ方

そのまま食べるほか、みそ汁やスープに加えても。

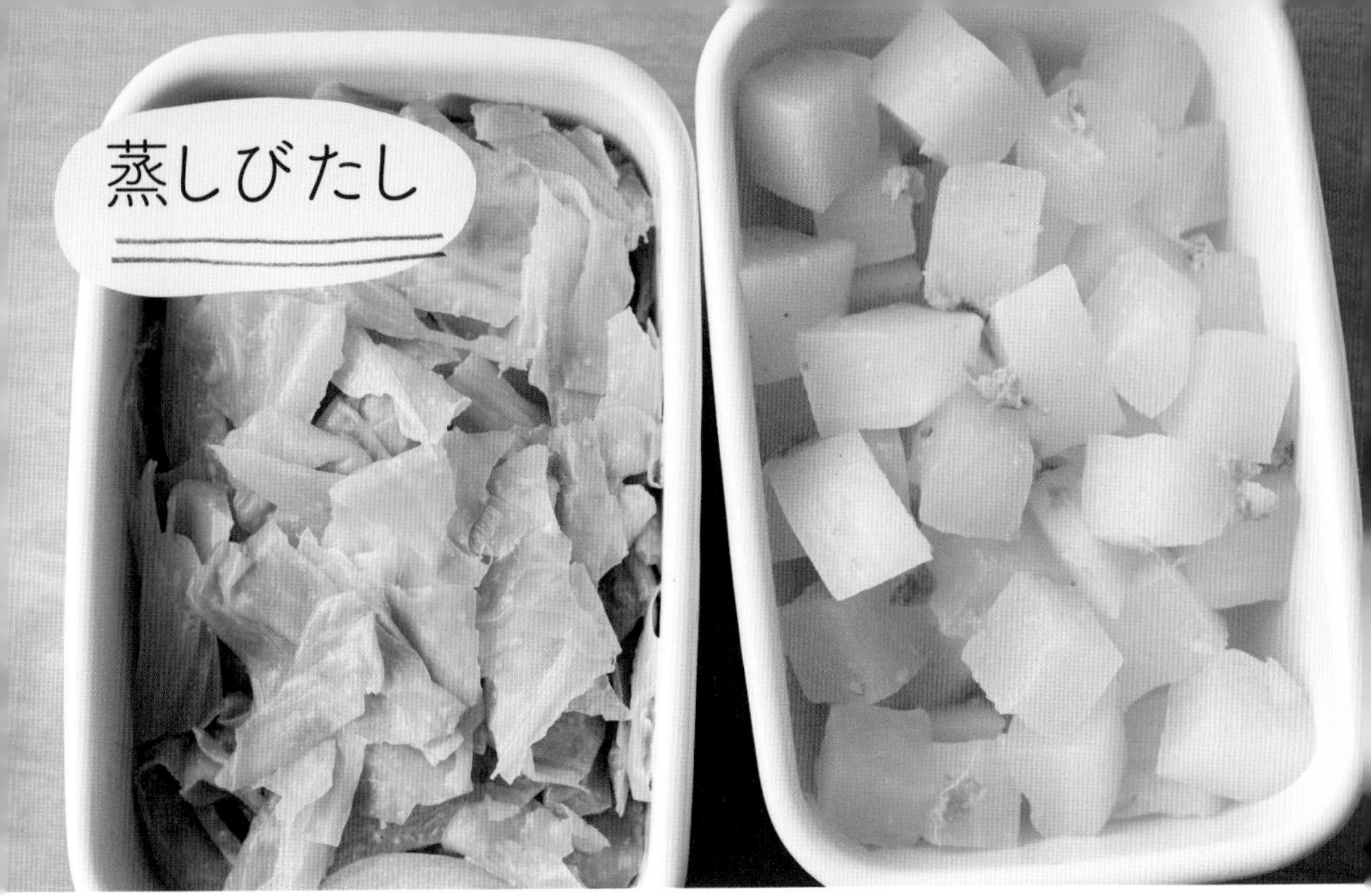

キャベツの蒸しびたし

材料（つくりやすい分量）

キャベツ …… 3枚（約200g）
発酵しょうが（すりおろし）…… 小さじ1
白練りごま（すりごまでもよい）…… 大さじ1
しょうゆ …… 小さじ2

つくり方

1. キャベツは一口大にちぎり、蒸気の上がった蒸し器で5分ほど蒸す。
2. 発酵しょうが、白練りごま、しょうゆを混ぜ、**1**と合わせて味がなじむまでおく（ときどき上下を返す）。

食べ方

そのまま食べるほか、肉と一緒に炒めたり、みそ汁に入れたり。焼きそばの具にしても。

大根の蒸しびたし

材料（つくりやすい分量）

大根 …… 1/4本
発酵しょうが（すりおろし）…… 小さじ1
塩 …… 小さじ1

つくり方

1. 大根は、皮付きのまま2cm角に切って軽く塩（分量外）をまぶし、蒸気の上がった蒸し器で10分ほど蒸す。
2. 発酵しょうがと塩を混ぜ、**1**と合わせて味がなじむまでおく（ときどき上下を返す）。

食べ方

そのまま食べるほか、スープに入れても。細かく刻んでチャーハンや炊き込みごはんの具に。

かぼちゃの煮もの

材料（つくりやすい分量）

かぼちゃ …… 1/4個（370g）
発酵しょうが（すりおろし）…… 小さじ1強
塩 …… 小さじ1弱

つくり方

1. かぼちゃは適当な大きさに切って鍋に入れる。
2. かぼちゃが半分くらい浸る量の水、発酵しょうが、塩を加えて蓋をし、中火にかける。沸騰したら弱火にして水分がなくなるまで煮る。

食べ方

そのまま食べる。マッシュしてかぼちゃサラダに。

なすの煮もの

材料（つくりやすい分量）

なす …… 3本（260g）
発酵しょうが（すりおろし）…… 小さじ2
しょうゆ …… 大さじ2
酒 …… 大さじ2
ごま油 …… 大さじ1

つくり方

1. なすは縦半分に切り、皮の表面に斜め格子状に切り目を入れる。
2. 発酵しょうが、しょうゆ、酒を混ぜ合わせる。
3. 鍋にごま油を熱し、**1**を入れて油を吸わせるように炒める。**2**を加え、蓋をして水分がなくなるまで、弱めの中火で煮る。

食べ方

そのまま食べる。ごはんのおともに。

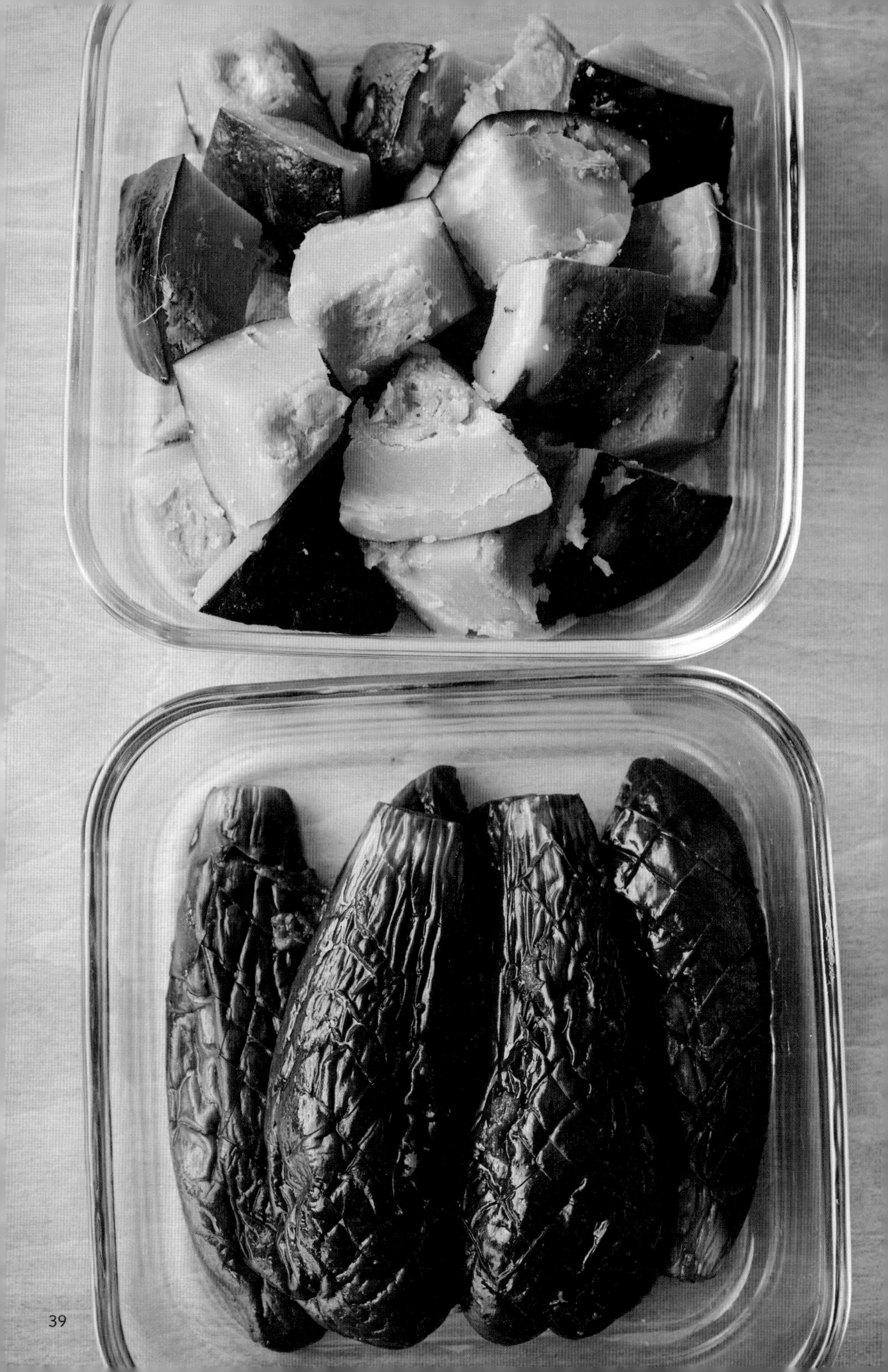

メインのおかず

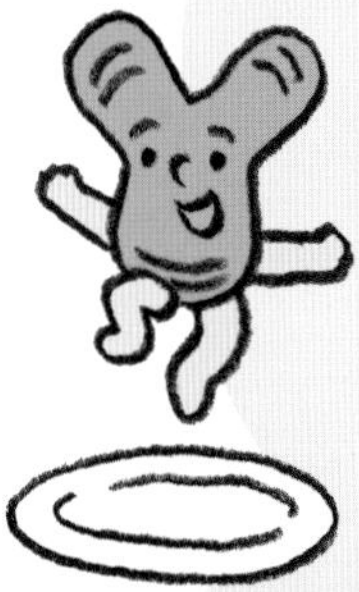

しょうが焼きや煮魚、炒めものに欠かせないしょうが。中華風のたれや和風ドレッシングに入れると香りが立っておいしいです。肉や魚の臭みを取って、さっぱりと仕上げてくれます。

蒸ししゃぶと豆苗のしょうがドレッシング

材料（2人分）

豚バラ肉（またはロース・しゃぶしゃぶ用）…… 150g
豆苗 …… 1袋（300g）
もやし …… 1/2 袋（100g）
A
- 発酵しょうが（すりおろし）…… 小さじ1
- 白すりごま …… 小さじ1
- しょうゆ …… 大さじ4
- 酢 …… 大さじ1
- 砂糖 …… 小さじ1
- ごま油 …… 小さじ1

つくり方

1. 豆苗は根の部分を切り落とし、食べやすい長さに切る。 Aは混ぜ合わせる。
2. フライパンに豆苗、もやしの順に入れ、その上に豚肉を広げてのせる。水大さじ2を回し入れて蓋をし、中火で3〜4分蒸す。
3. **2**を器に盛り、 Aを回しかける。

しょうがMEMO

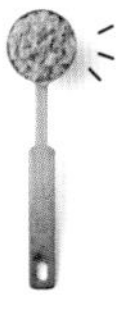

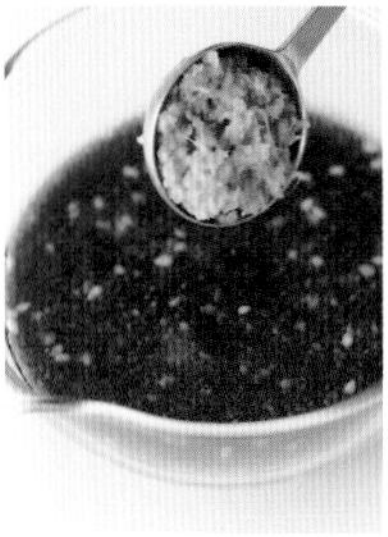

ドレッシングに加える

ごま風味の酢じょうゆだれに、すりおろししょうがを加えてさっぱりとしたドレッシングに。いろいろな蒸し野菜のほか、生野菜のサラダ、冷ややっこ、蒸し鶏など、万能に使えます。

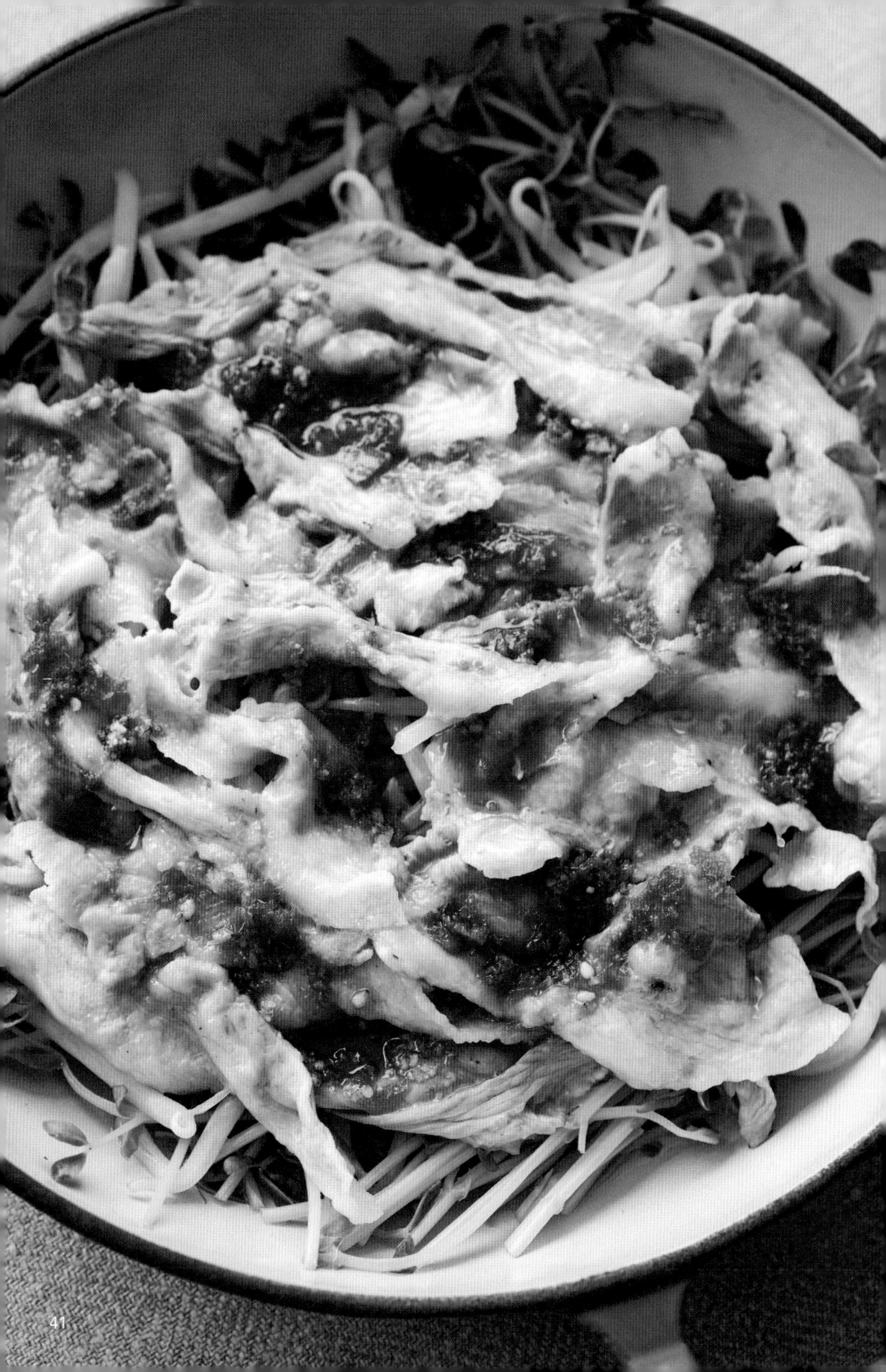

ぶりのしょうが照り焼き

材料（2人分）

ぶり（切り身）…… 2切れ
長ねぎ …… 1/3本
しし唐辛子 …… 4本
A｜発酵しょうが（すりおろし）
　…… 小さじ1
　しょうゆ …… 大さじ2
　みりん …… 大さじ2
　酒 …… 大さじ2
　砂糖 …… 大さじ1
サラダ油 …… 小さじ1

つくり方

1. Aを混ぜ合わせてバットに入れ、ぶりを30分ほど漬け込む（途中で上下を返す）。長ねぎは4cm長さに切る。

2. ペーパータオルでぶりのたれを軽く拭き取る（漬けだれは残しておく）。フライパンにサラダ油を中火で熱し、ぶりを入れ、空いたところに長ねぎ、しし唐辛子を並べる。

3. ぶりに焼き色がついたら、長ねぎ、しし唐辛子とともに上下を返して焼く。

4. 両面に火が通ったら、漬けだれを加える。長ねぎとしし唐辛子を取り出し、ぶりにたれをかけながらとろみがつくまで煮詰める。身が厚い場合は蓋をして、弱火でさらに2分ほど焼く。

しょうがMEMO

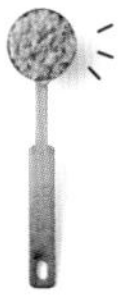

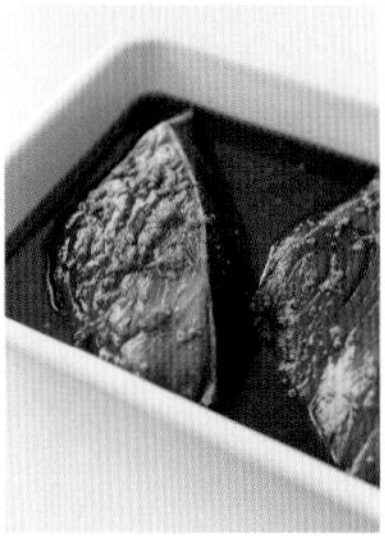

照り焼きだれに混ぜる

照り焼きだれの配合は、しょうゆ2：みりん2：酒2：砂糖1が基本。これを覚えておくと、いろいろな照り焼きがつくれます。漬けだれに発酵しょうがを入れることで、臭みが取れてよりおいしく。

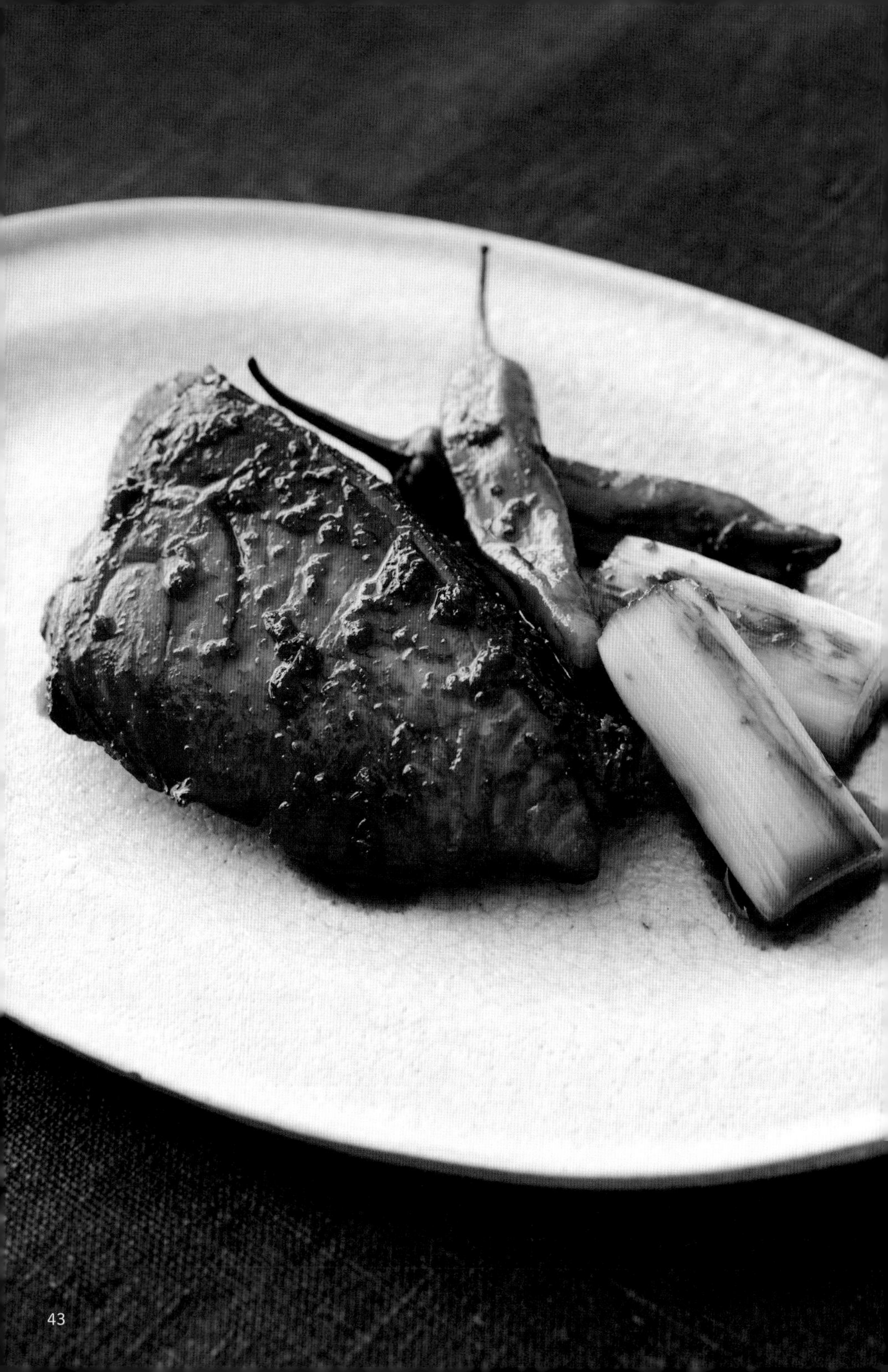

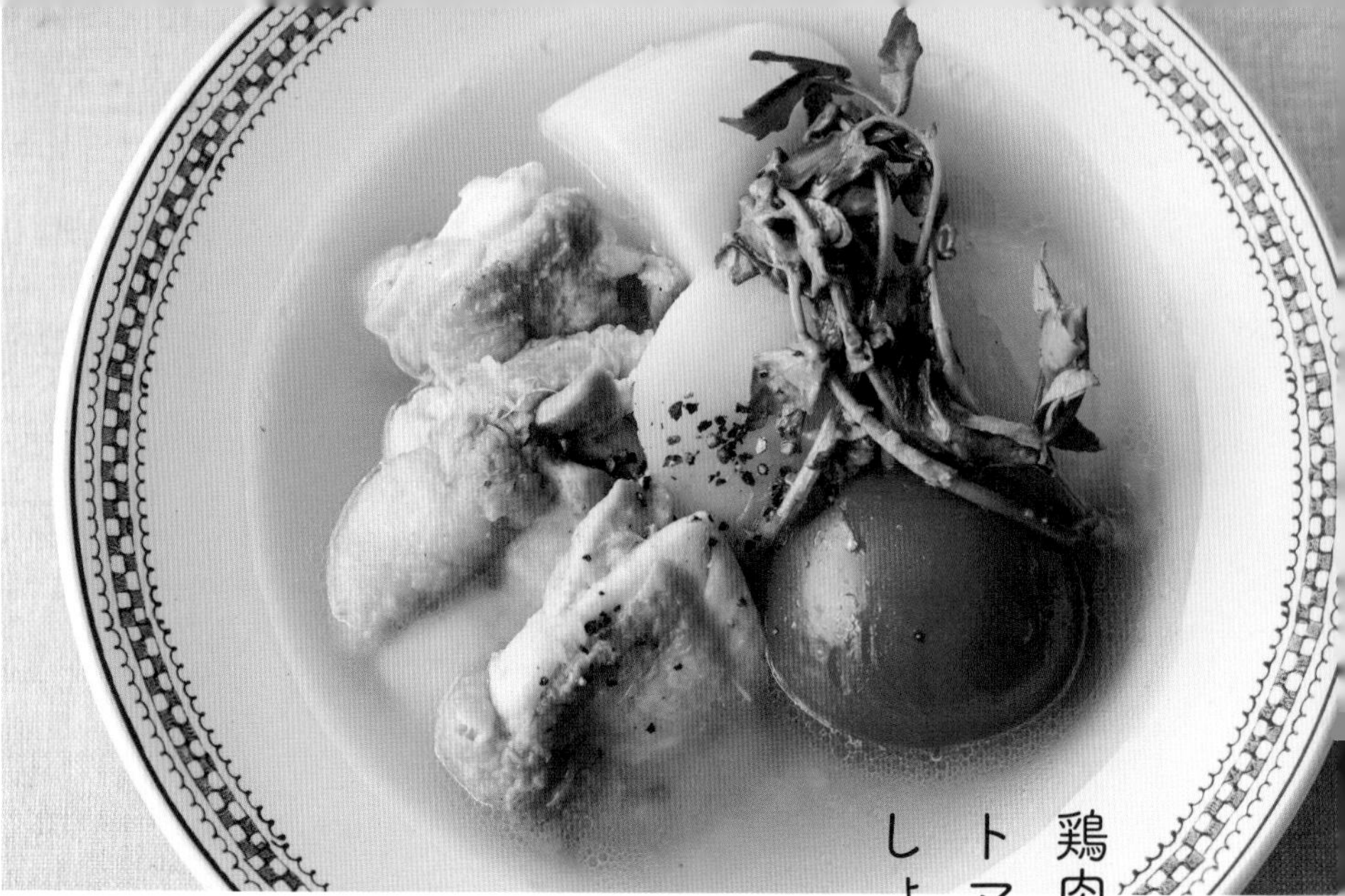

鶏肉とトマトのしょうがポトフ

材料（2人分）

鶏もも肉 …… 1枚（300g）
トマト（小）…… 2個
じゃがいも（中）…… 2個
玉ねぎ（小）…… 1個
クレソン …… 1/2 束
ローリエ …… 1枚
塩、こしょう …… 各少々
A | 発酵しょうが（すりおろし） …… 小さじ1
　| 塩 …… 小さじ 1/3
粗びき黒こしょう …… 少々

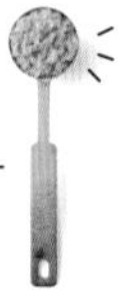

しょうがMEMO

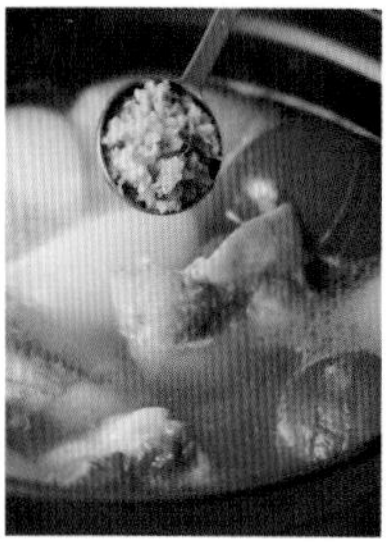

最後に加える

しょうがの香りを残すため、でき上がる直前に加え、その後は火を入れすぎないようにします。鶏肉や野菜のだしを生かし、塩だけで調味。時間がたつと、発酵効果で味に深みが増します。

つくり方

1. 鶏肉は6等分に切り、塩、こしょうをふる。トマトはヘタを取り、じゃがいもは皮をむいて半分に切る。玉ねぎは6等分のくし形切りにする。
2. フライパンを中火で熱し、鶏肉の皮目を下にして焼き色がつくまで焼く。裏返して、さらに焼き色をつける。
3. 鍋に水 400mℓ、じゃがいも、玉ねぎ、**2**、ローリエを入れて火にかけ、中火で5～6分煮る。トマトを丸ごと加え、弱火にしてさらに5分煮る。
4. Aを加えて味をととのえ、クレソンを加えてさっと煮る。器に盛り、黒こしょうをふる。

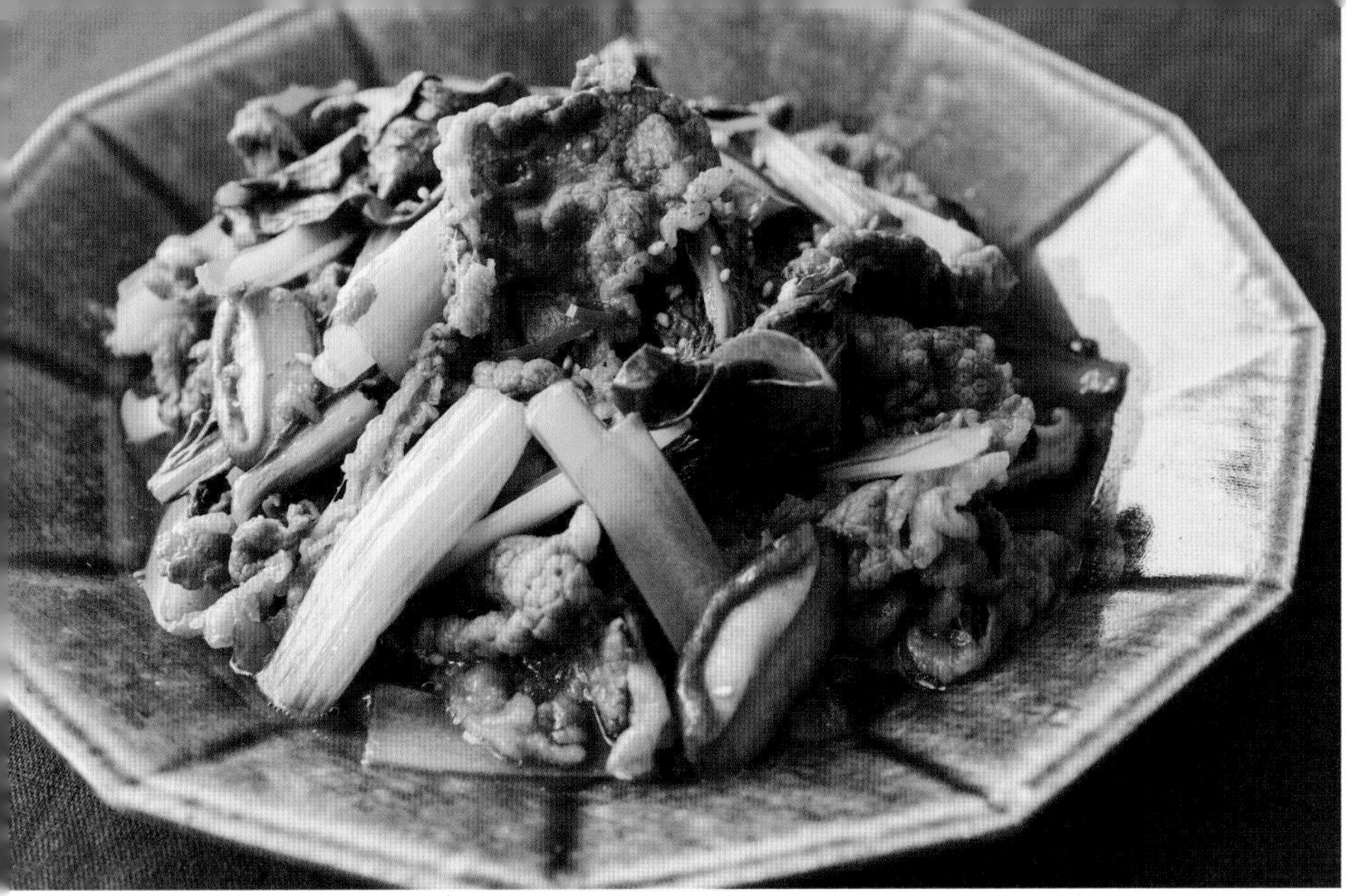

牛肉と小松菜のしょうが炒め

材料（2人分）

牛肉（切り落とし）…… 150g
小松菜 …… 2株
しいたけ …… 2枚
A ｜ 発酵しょうが（すりおろし）
　｜ …… 小さじ1
　｜ 赤唐辛子（小口切り）…… 1本
　｜ しょうゆ …… 大さじ2
　｜ みりん …… 大さじ2
　｜ 酒 …… 大さじ1
　｜ 砂糖 …… 小さじ 1/2
サラダ油 …… 大さじ1
白炒りごま …… 適量

つくり方

1. 小松菜は4〜5㎝長さに、しいたけは縦4等分くらいに切る。Aの材料を混ぜ合わせる。

2. フライパンにサラダ油を中火で熱し、牛肉を炒める。火が通ってきたら小松菜、しいたけを加えて炒め、Aを全体に絡める。器に盛り、ごまをふる。

しょうがMEMO

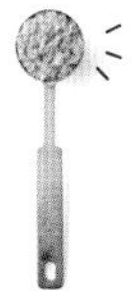

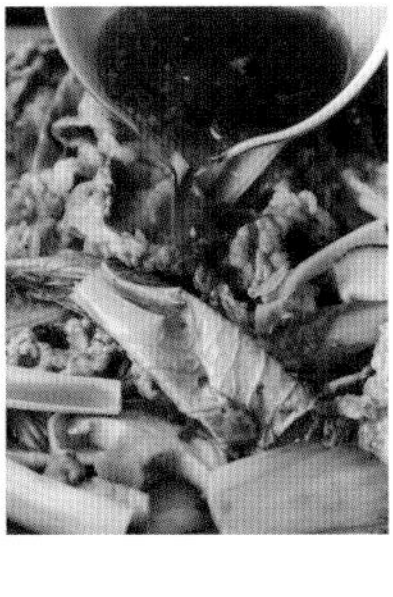

しょうゆだれに混ぜる

発酵しょうがを加えた甘辛じょうゆを、炒めた肉と野菜に最後に回しかけるだけ。炒める素材はなんでもよく、そのときに冷蔵庫にある肉や野菜で気軽につくれます。しょうがの量もお好みで。

豚肉のりんごしょうがみそ漬け

材料（2人分）

豚ロース肉（しょうが焼き用）…… 200g
キャベツ（せん切り）…… 1/6個
塩、こしょう …… 各少々
A りんご（皮ごとすりおろし）…… 1/2個
　発酵しょうが（すりおろし）
　　…… 小さじ1
　みそ …… 大さじ2と1/2
　しょうゆ …… 小さじ1
サラダ油 …… 大さじ1

つくり方

1. 豚肉は筋を切り、塩、こしょうをふる。
2. Aを混ぜ合わせ、1を30分以上漬け込む。
3. フライパンにサラダ油を中火で熱し、2のみそを拭き取ってから入れる（みそは残しておく）。焼き色がついたら裏返し、火が通るまで焼く。残った2のみそを加えて煮詰める。
4. 器に3を盛り、キャベツを添える。

しょうがMEMO

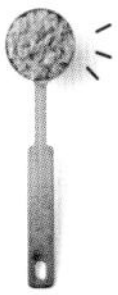

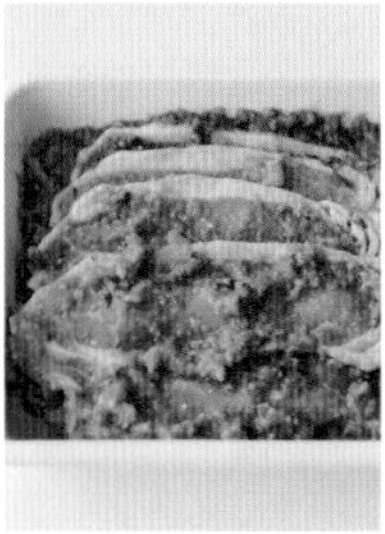

みそに漬け込む

みそ漬けにりんごと発酵しょうがをプラスすることで、肉がやわらかくなり、臭みも取れ、みりんなどの調味料を入れなくてもほどよい甘みが加わります。りんごのすりおろしは汁ごと入れて。

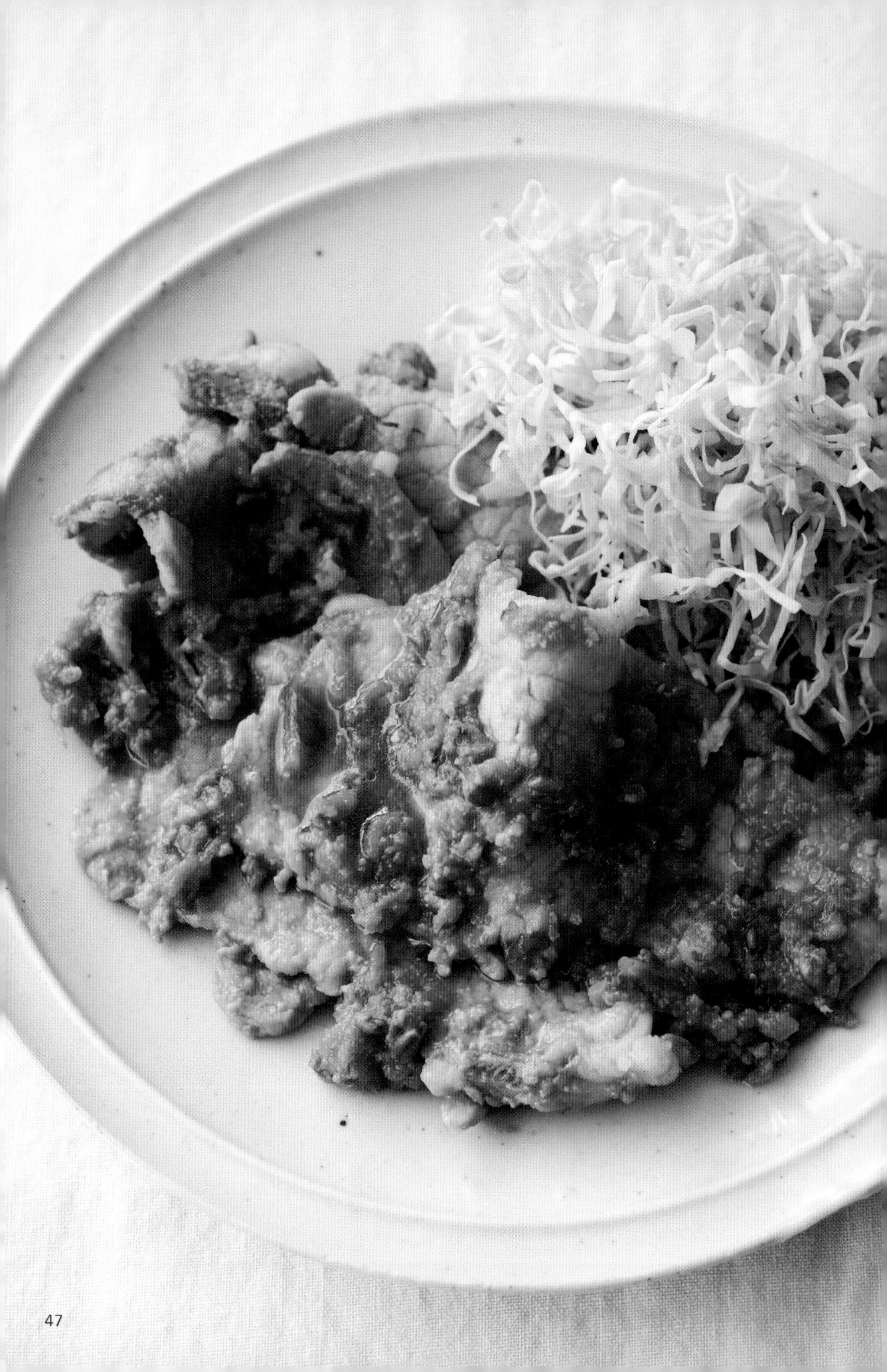

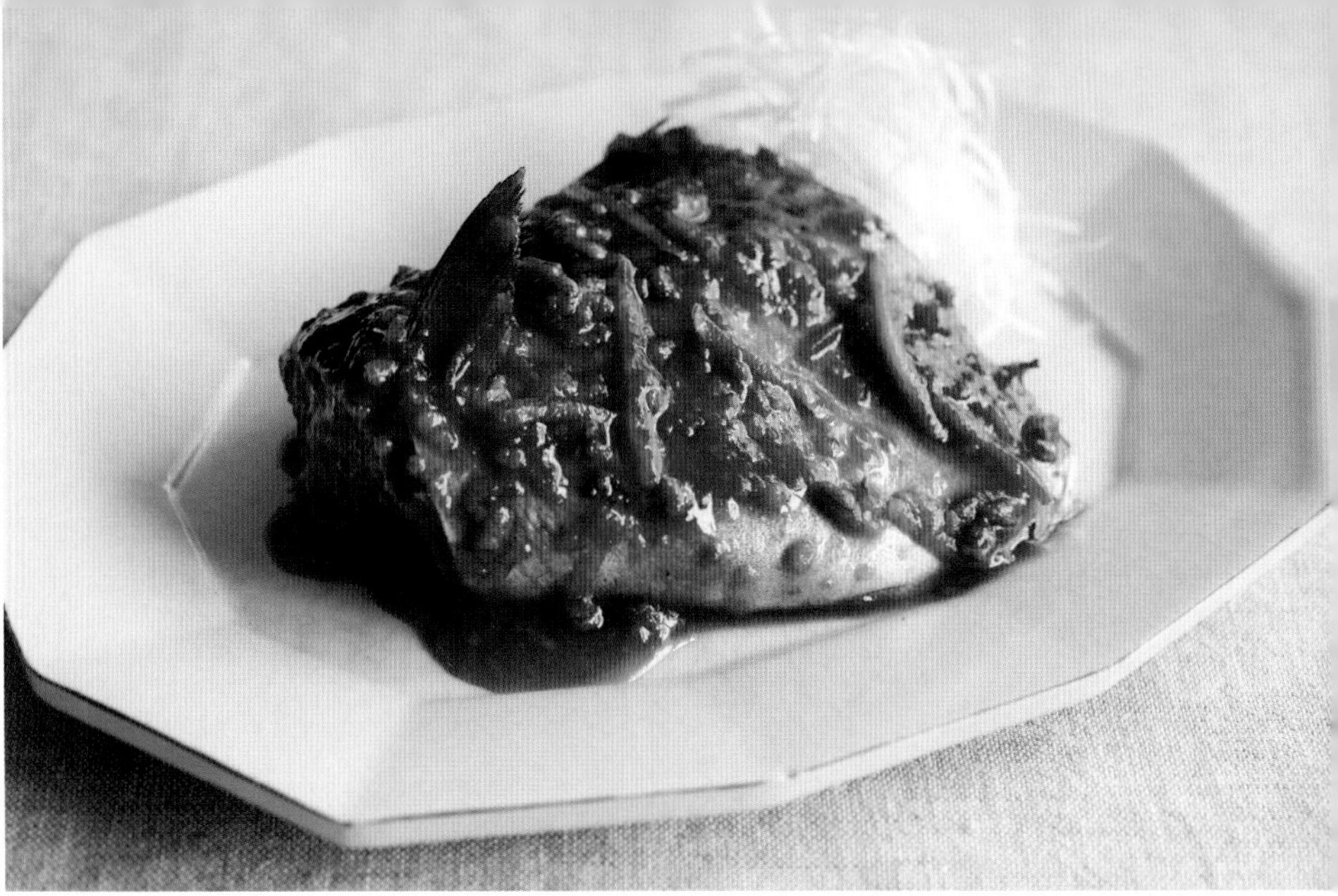

さばのしょうがみそ煮

材料（2人分）

さば（切り身）…… 2切れ
A 発酵しょうが（せん切り）…… 小さじ2
　水 …… 300mℓ
　酒 …… 100mℓ
　砂糖 …… 大さじ3
みそ …… 大さじ4
白髪ねぎ …… 適量

つくり方

1. さばは皮目に2本切り目を入れ、ボウルに入れて熱湯をかけ、水で洗い流して血合いを落とす。
2. フライパンにAを入れて中火で煮立て、さばの皮目を上にして入れる。途中でアクをすくい、2〜3分煮る。
3. 煮汁の一部をお玉ですくってみそを溶き、**2**に戻す。沸騰したら弱火にし、落とし蓋をして2〜3分煮る。蓋を外して3〜4分、煮汁を絡めながら煮詰める。器に盛り、白髪ねぎを添える。

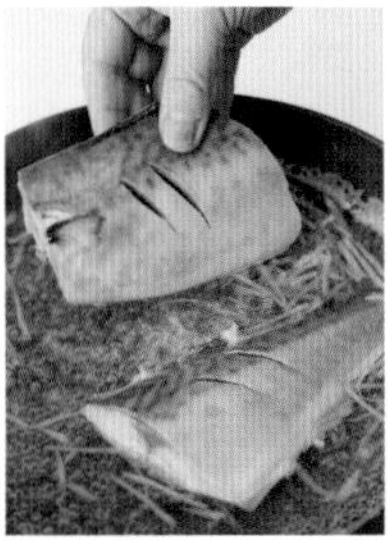

しょうがMEMO

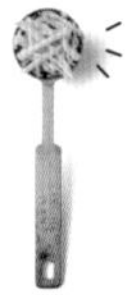

煮汁に入れる

しょうがは青魚の臭みを取る効果があるため、煮汁に多めに加えます。せん切りがなければ、みじん切りでも、すりおろしでも可。みそを溶いた煮汁を煮詰めて、こっくりと仕上げます。

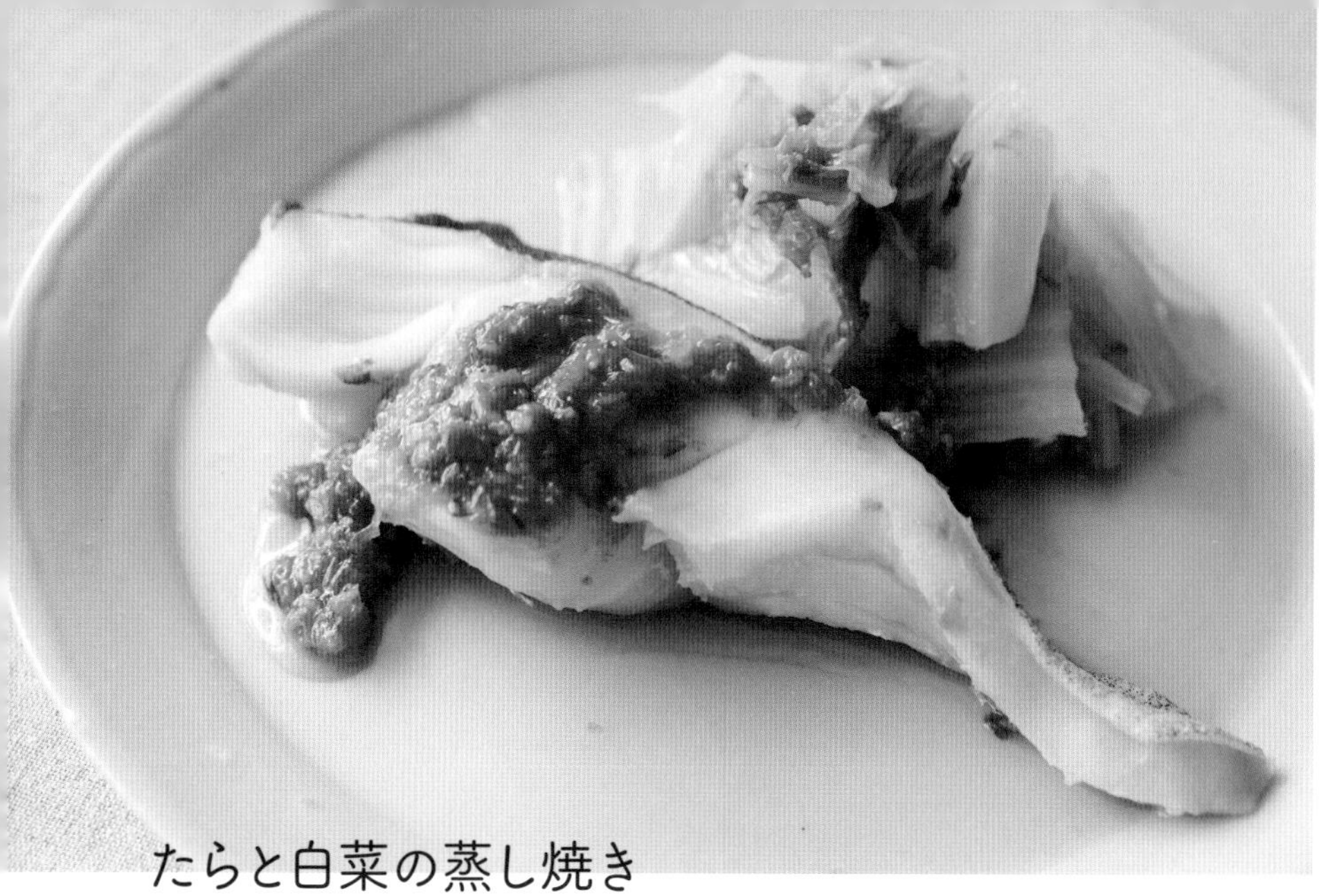

たらと白菜の蒸し焼き しょうが梅だれ

材料（2人分）

生たら（切り身）…… 2切れ
白菜 …… 1/8個
梅干し …… 2個
塩 …… 少々
A　発酵しょうが（すりおろし）…… 小さじ1
　　削りぶし …… 1g
　　薄口しょうゆ …… 小さじ1
　　みりん …… 大さじ1
　　ごま油 …… 小さじ1/2

つくり方

1. たらは塩をふっておく。白菜は3cm幅に切る。
2. 梅干しの種を取り除き、包丁でたたいてペースト状にする。Aを加えて混ぜ合わせる。
3. フライパンに白菜を広げ、たらをのせ、水大さじ2を回し入れる。蓋をして中火にかけ、火が通るまで5〜6分蒸す。
4. 2をかけて余熱で温め、器に盛る。

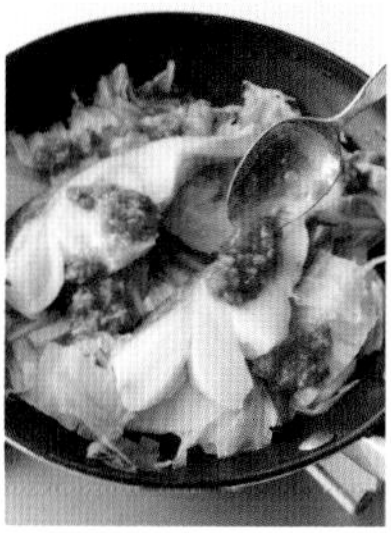

しょうがMEMO

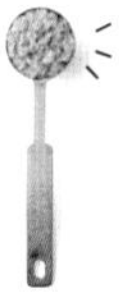

梅だれに混ぜる

さっぱりとした梅肉じょうゆのたれに、しょうがの香りがよく合います。削りぶしとごま油でコクとまろやかさを出して。淡泊な白身魚のほか、豚肉、鶏肉にかけてもおいしい。

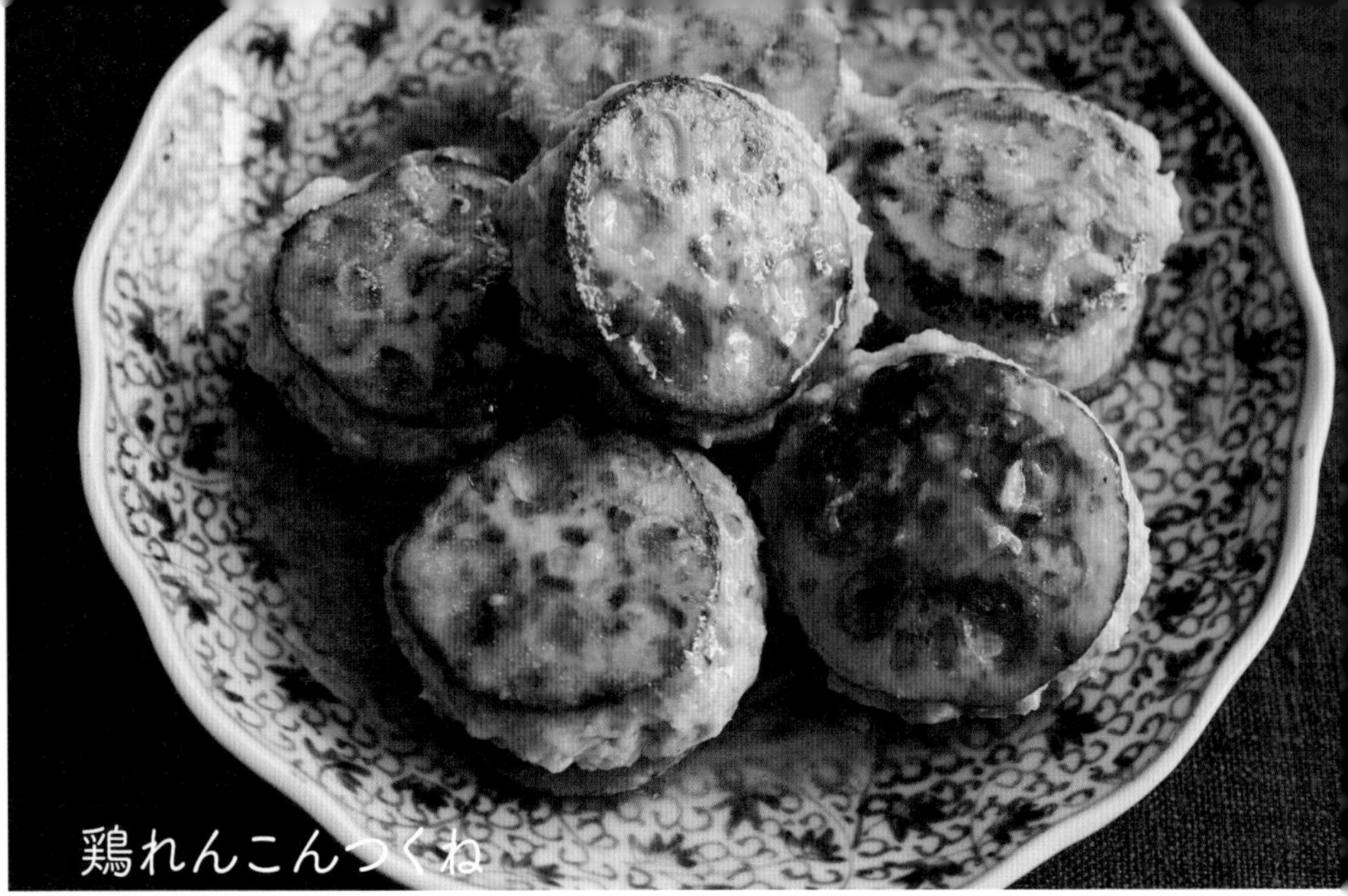

鶏れんこんつくね
柚子こしょう しょうがあんかけ

材料（2人分）

れんこん …… 100g

A
- 鶏ひき肉 …… 200g
- 溶き卵 …… 1/2 個分
- 長ねぎ（みじん切り）…… 1/4 本
- 発酵しょうが（すりおろし）…… 小さじ1
- 片栗粉 …… 大さじ1
- ごま油 …… 小さじ1/2
- 塩 …… 小さじ1/3
- こしょう …… 少々

B
- 発酵しょうが（すりおろし）…… 小さじ1/2
- 柚子こしょう …… 小さじ1/2
- 水 …… 50mℓ
- 塩 …… 少々
- 片栗粉 …… 小さじ 1/3

サラダ油 …… 大さじ1

つくり方

1. れんこんは薄い輪切りを８枚分切り、残りはすりおろす。ボウルにAを混ぜ合わせ、おろしたれんこんを加えて、粘りが出るまで混ぜる。

2. 1を４等分にして丸く成形し、両面にれんこんの薄切りをしっかり貼り付ける。

3. フライパンにサラダ油を入れて中火で熱し、**2**を焼く。焼き色がついたら裏返し、蓋をして弱火で2〜3分焼く。

4. Bを混ぜ合わせて**3**に回しかけ、弱火であんにとろみがつくまで煮詰める。

しょうがMEMO

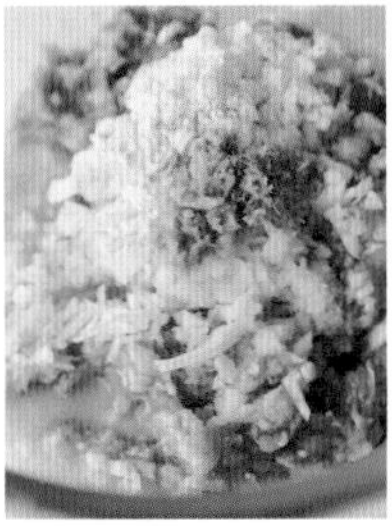

肉だねに混ぜる

つくねにしょうがを入れるのは定番の臭み消しの方法。ミートボールやギョウザなどのひき肉料理に加えてもよいでしょう。ここでは、あんにも加えて香りよく。

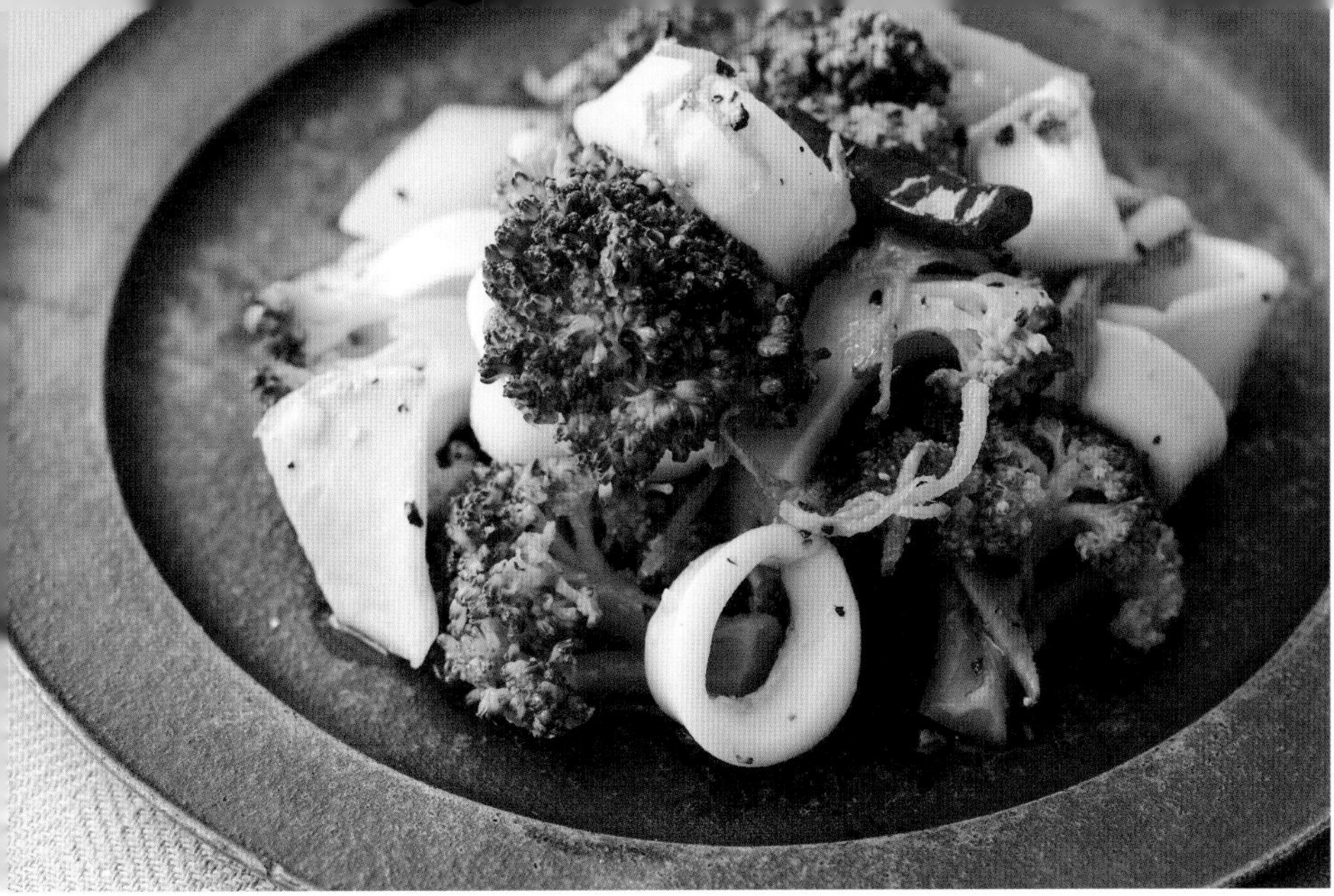

いかとブロッコリーのしょうが炒め

材料（2人分）

いか（やりいか、するめいかなど）…… 1ぱい
ブロッコリー …… 1/2個
発酵しょうが（せん切り）…… 小さじ2
赤唐辛子（種を取り除く）…… 1本
塩、粗びき黒こしょう …… 各少々
サラダ油 …… 大さじ1

つくり方

1. いかはわたと軟骨を取り除き、胴と足に分ける。胴は皮をむき、1.5cm幅に切る。足は食べやすく切り分ける。ブロッコリーは塩少々（分量外）を入れた湯でかためにゆでる。

2. フライパンにサラダ油、発酵しょうが、赤唐辛子を入れて、中火で香りが出るまで炒める。

3. いかを加えて表面の色が変わるまで炒めたら、ブロッコリーを加えて炒め、塩、黒こしょうで味をととのえる。

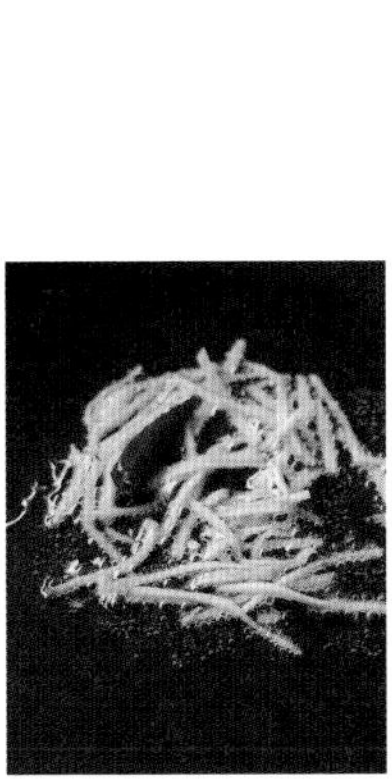

しょうがMEMO

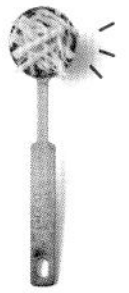

炒めて香りを出す

せん切りしょうがは、最初に油で炒めて香りを出すと風味よく仕上がります。みじん切りでもOK。すりおろしの場合は、最後に入れるとよいでしょう。いかとしょうがの相性が抜群です。

ゆで鶏のピリ辛しょうがだれ

材料（2人分）

鶏むね肉 …… 1枚（300g）
きゅうり …… 1/2本
香菜《シャンツァイ》 …… 適量
発酵しょうが（みじん切り） …… 小さじ1

A
しょうゆ …… 大さじ2
酢、砂糖 …… 各小さじ1
ごま油、ラー油 …… 各小さじ1
花椒《ホワジャオ》（粉山椒でも可） …… 1g

B
長ねぎ（みじん切り） …… 大さじ2
発酵しょうが（みじん切り） …… 小さじ1
ピーナッツ（みじん切り） …… 小さじ1
にんにく（みじん切り） …… 1かけ

つくり方

1. 鍋に湯を沸かして火を止め、鶏肉と発酵しょうがを入れて蓋をし、20分おいて余熱で火を入れる。
2. Aを混ぜ合わせ、Bを加える。
3. 1を食べやすく切って器に盛り、2をかける。ピーラーで薄切りにしたきゅうりと刻んだ香菜を添える。

しょうがMEMO

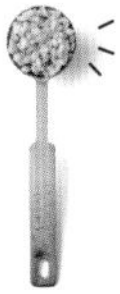

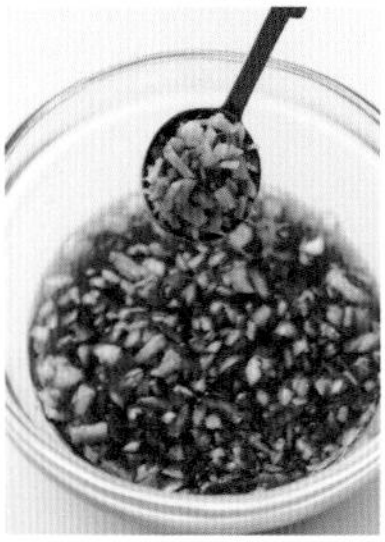

香味だれに混ぜる

中華風のピリ辛しょうがだれにもしょうがは欠かせない存在。香味野菜やナッツが入ったたれに、みじん切りの発酵しょうがを加えます。鶏肉をゆでるときの臭み消しとしても活用。

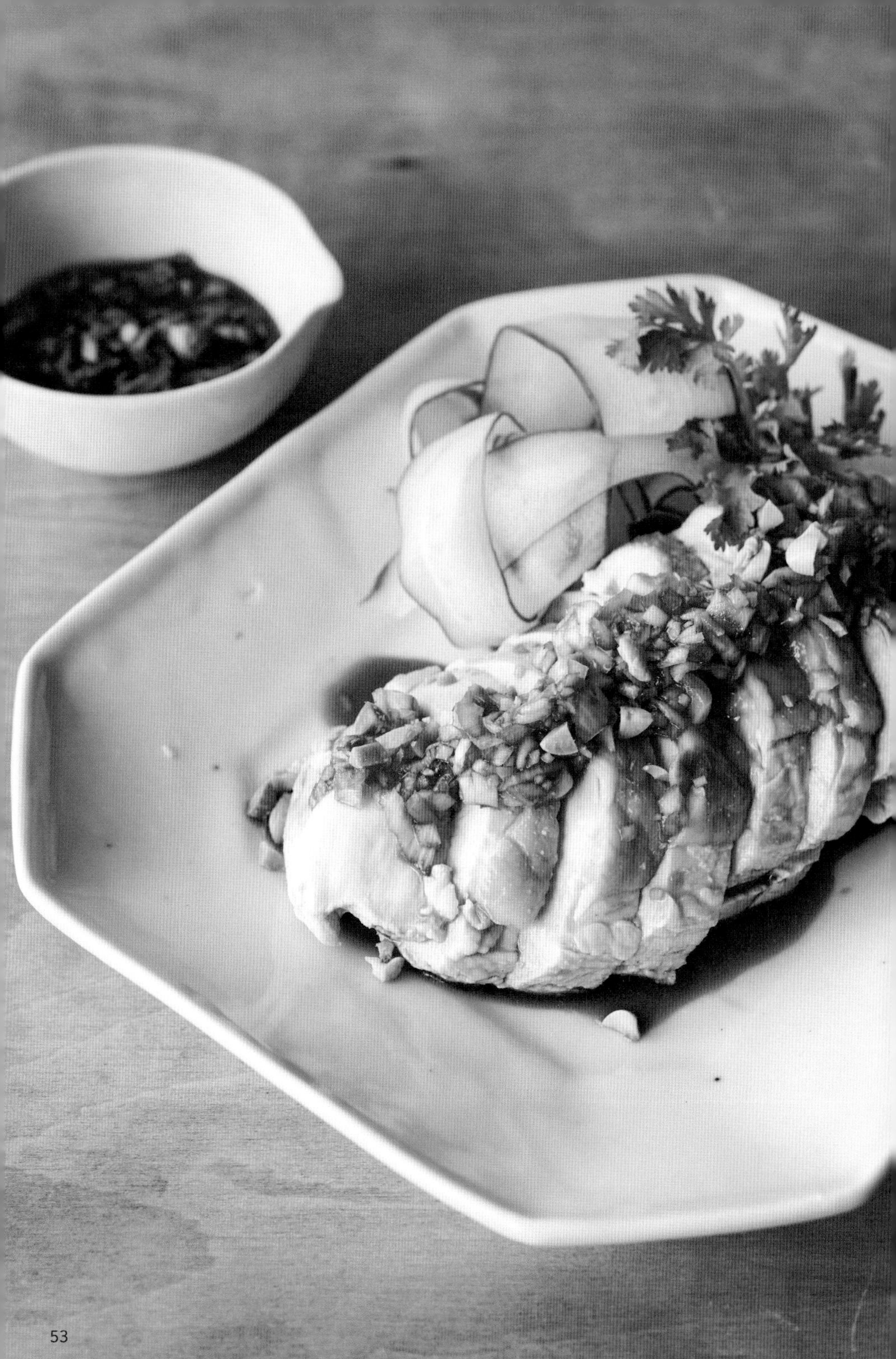

スープ

ふだんのみそ汁にはもちろん、洋風、中華風スープなど、どんなスープにも合います。香りを残したいなら、最後に加えるとよいでしょう。だしにコクがプラスされてより深みのある味に。

しょうが豚汁

材料（2〜3人分）

豚バラ肉（薄切り）…… 80g
大根 …… 50g
にんじん …… 1/3本
じゃがいも …… 1個
ごぼう …… 1/4本
長ねぎ …… 1/3本
発酵しょうが（すりおろし）…… 小さじ2
みそ …… 大さじ2〜3
ごま油 …… 大さじ1

つくり方

1. 豚肉は食べやすい大きさに切る。大根、にんじんは皮をむいていちょう切りに、じゃがいもは皮をむいて一口大に切る。ごぼうは斜め薄切りにして水にさらし、長ねぎは小口切りにする。
2. 鍋にごま油を熱し、豚肉を炒める。色が変わってきたら大根、にんじん、じゃがいも、ごぼうを入れて炒める。全体に油がなじんだら水500mℓを加えて煮立て、アクを取りながら野菜がやわらかくなるまで煮る。
3. 長ねぎ、発酵しょうがを加え、みそを溶いて味をととのえる。

しょうがMEMO

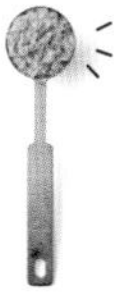

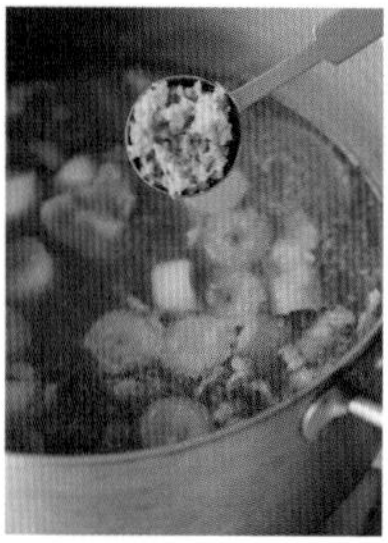

最後に加える

発酵しょうががだしに深みをもたらし、また豚肉の脂が染み出した汁をさっぱり仕上げてくれます。最後に加えることで香りをキープ。器に盛った後にトッピングとしてのせても。

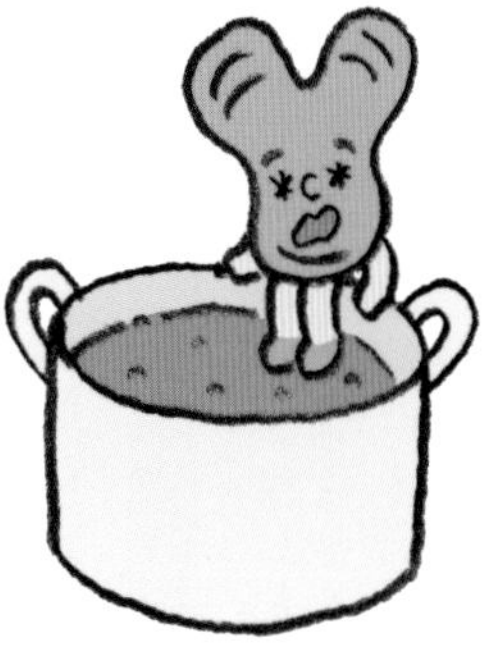

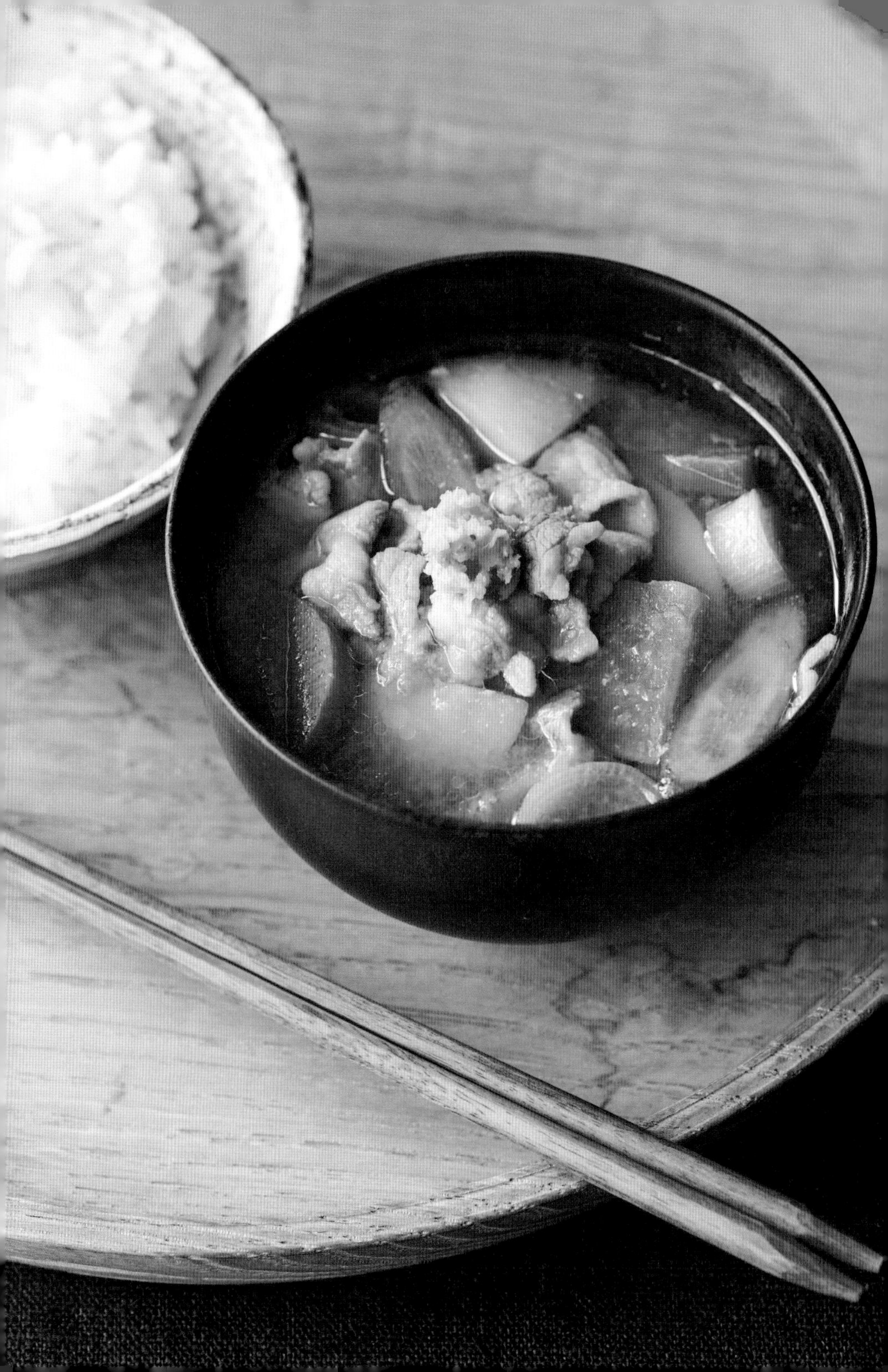

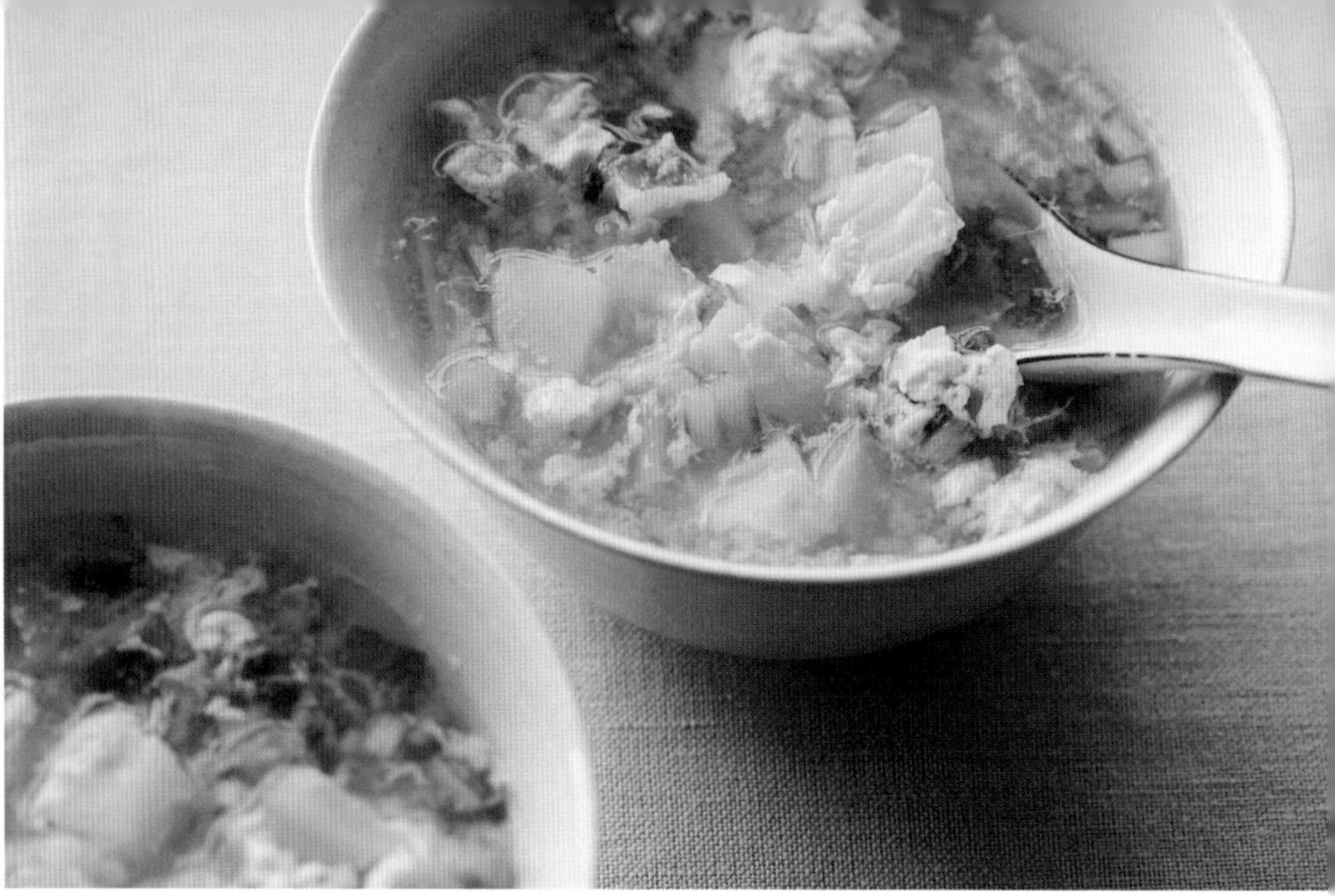

白菜とかぶ、卵のしょうがスープ

材料（2人分）

白菜 …… 1/8 個
かぶ（葉付き）…… 1個
卵 …… 1個
昆布だし …… 500mℓ
A｜発酵しょうが（すりおろし）
　…… 小さじ1
　薄口しょうゆ …… 大さじ1
　みりん …… 小さじ1
　塩 …… ひとつまみ

つくり方

1. 白菜は1cm幅に切る。かぶは1cm角に切り、かぶの葉は細かく切る。卵は溶きほぐす。
2. 鍋に昆布だしを入れて火にかけ、沸騰したら白菜、かぶの身を入れてやわらかくなるまで中火で10分ほど煮る。
3. Aを加えて味をととのえ、かぶの葉を加え、卵を回し入れて少しかき混ぜてから火を止める。

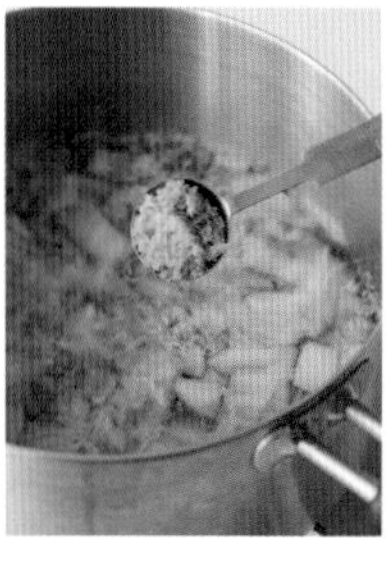

しょうがMEMO

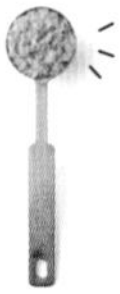

最後に加える

発酵しょうがは、白菜とかぶがやわらかく煮えた後に加えて、香りを引き立たせます。昆布だしは、昆布5cm四方を一晩水につけておけばでき上がり。鍋に入れて一緒に煮てもよいでしょう。

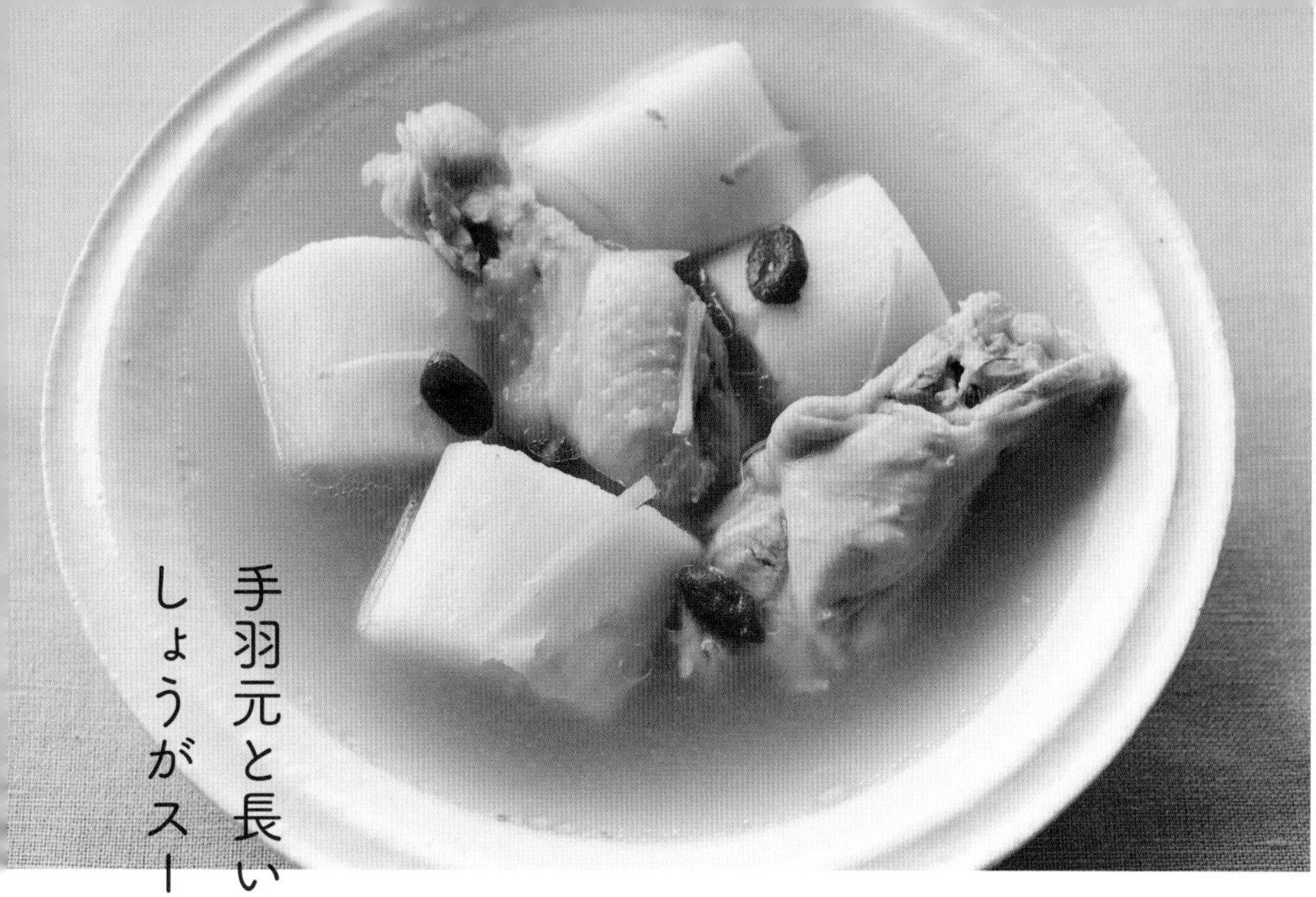

手羽元と長いもの しょうがスープ

材料（2人分）

手羽元……4本
長いも……300g
クコの実（あれば）……小さじ1
発酵しょうが（せん切り）……小さじ1
塩……適量

つくり方

1. 長いもは皮をむいて2㎝厚さの輪切りにする。
2. 鍋に水600㎖、手羽元、1、クコの実、発酵しょうがを入れて中火にかける。アクを取り、水が少なくなってきたら足しながら、長いもがやわらかくなるまで20分ほど煮る。
3. 塩を加えて味をととのえる。

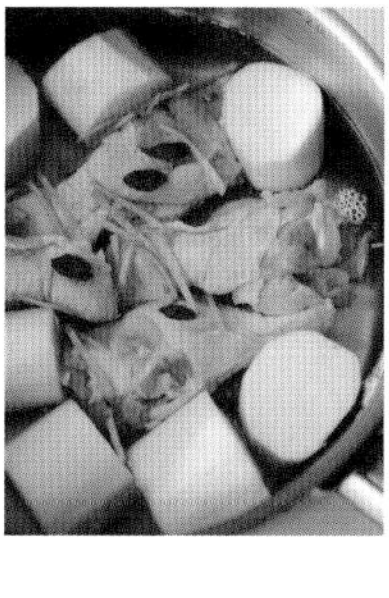

しょうがMEMO

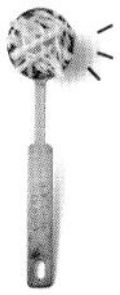

水から入れて煮る

材料をすべて入れて、水から煮るだけ。発酵しょうがが肉の臭みを消し、だしの役割も果たします。クコの実は入れなくてもかまいませんが、入れると見た目と味のアクセントになります。

ごはんもの

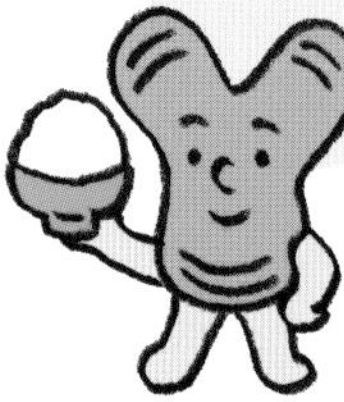

みじん切りのしょうがをたっぷり入れた定番の炊き込みごはんもおすすめですが、洋風のごはんものにもよく合います。夏場の食欲がないときにも、これならおいしく食べられそう。

ひき肉と豆のしょうがピラフ

材料（2～3人分）

合いびき肉 …… 100g
ミックスビーンズ（ドライパック）…… 50g
玉ねぎ …… 1/2個
にんじん …… 1/3本
米 …… 2合
発酵しょうが（みじん切り）…… 小さじ1
塩 …… 小さじ1/2
こしょう …… 少々
オリーブオイル …… 大さじ1
イタリアンパセリ（みじん切り）…… 適宜

つくり方

1. 玉ねぎとにんじんはみじん切りにする。米はといでざるに上げておく。
2. フライパンにオリーブオイルを熱し、玉ねぎを炒める。ひき肉を加えて炒め、色が変わってきたらにんじんを加えて炒め、塩、こしょうで味をととのえる。
3. 炊飯器の内釜に**1**の米を入れて2合の目盛りまで水を入れ、**2**と発酵しょうがを加えて普通に炊く。
4. 炊き上がったらミックスビーンズを加えて混ぜ、蒸らす。器に盛り、好みでイタリアンパセリ（細ねぎの小口切りでもよい）を散らす。

しょうがMEMO

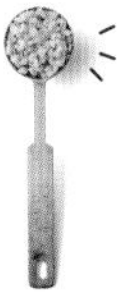

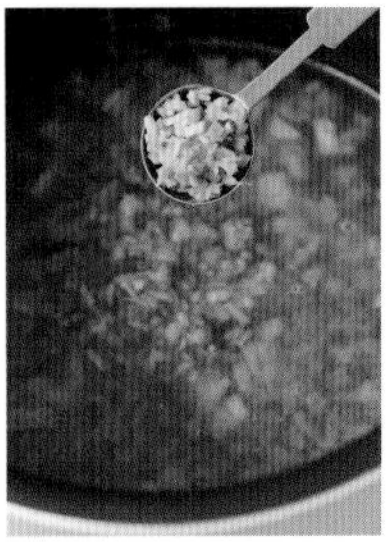

炊くときに入れる

ピラフや炊き込みごはんに発酵しょうがを入れる場合、食感を残したいので、みじん切りがおすすめ。炊飯するときにひとさじ加えると、ほどよく食感と香りを残した状態で炊き上がります。

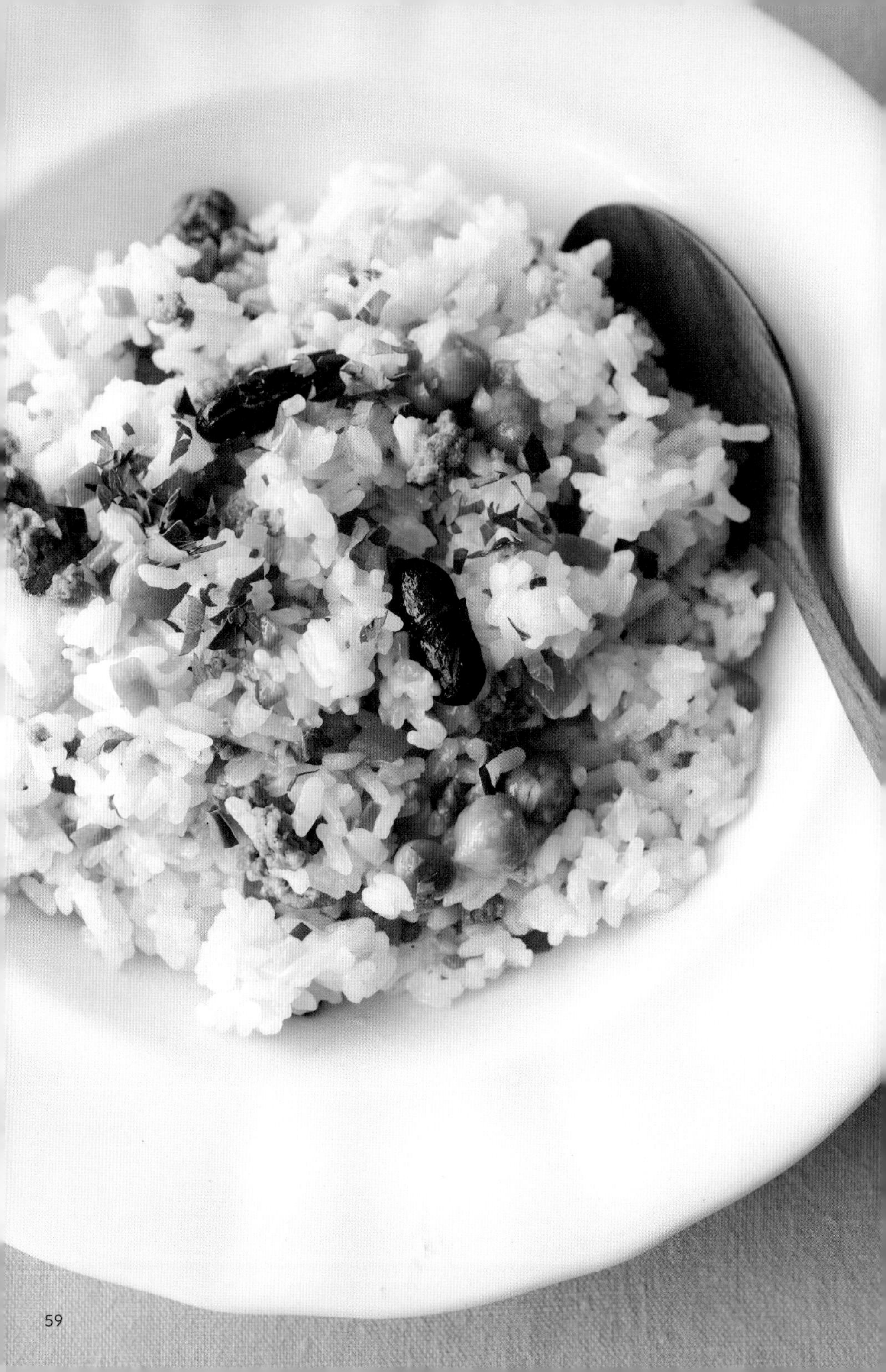

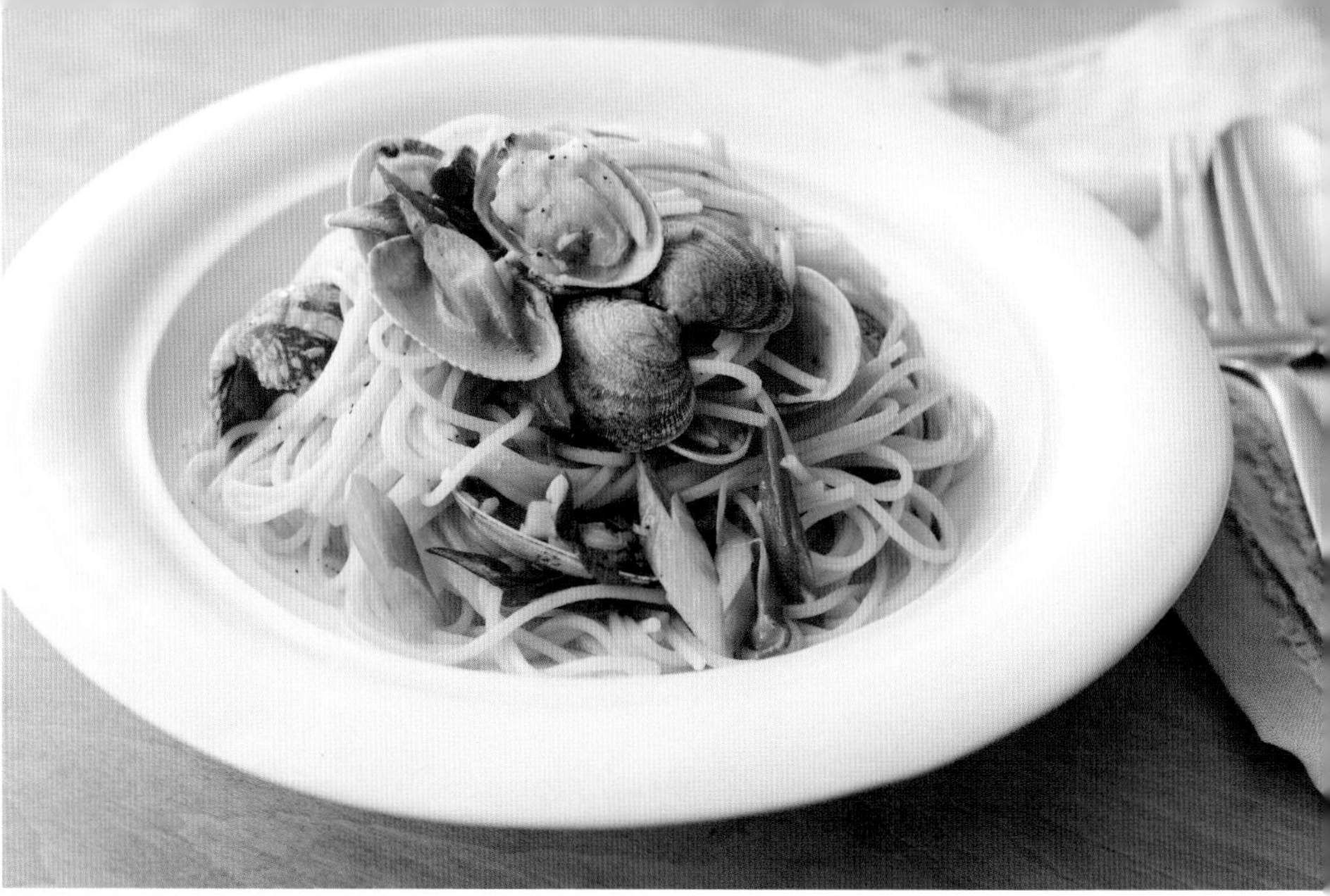

あさりとねぎのしょうがペペロンチーノ

材料（2人分）

あさり（砂抜き済み）…… 200g
青ねぎ（九条ねぎ、わけぎなど）
…… 2〜3本
スパゲッティ …… 200g
発酵しょうが（みじん切り）…… 小さじ1
にんにく（みじん切り）…… 1かけ
赤唐辛子（種を取り除く）…… 1本
塩、粗びき黒こしょう …… 各適量
酒 …… 大さじ2
オリーブオイル …… 大さじ1

つくり方

1. 青ねぎは斜め薄切りにする。鍋に湯を沸かし、塩適量を入れてスパゲッティをゆで始める。
2. フライパンにオリーブオイル、発酵しょうが、にんにくを入れて中火で熱し、香りが立ったら赤唐辛子、あさり、酒、水100mℓを加えて蓋をし、あさりの口が開くまで蒸す。
3. 青ねぎを加え、しんなりしたら塩、黒こしょうで味をととのえる。ゆで上がったスパゲッティを加えて全体に絡める。

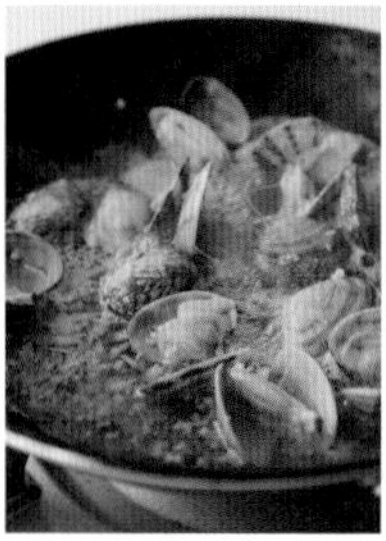

しょうがMEMO

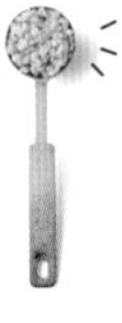

酒蒸しに入れる

みじん切りの発酵しょうがとにんにくを炒めて香りを出してから、あさりを酒蒸しに。蒸し汁にしょうがとにんにくの香りを移します。うまみの強い蒸し汁をスパゲッティによく絡めて。

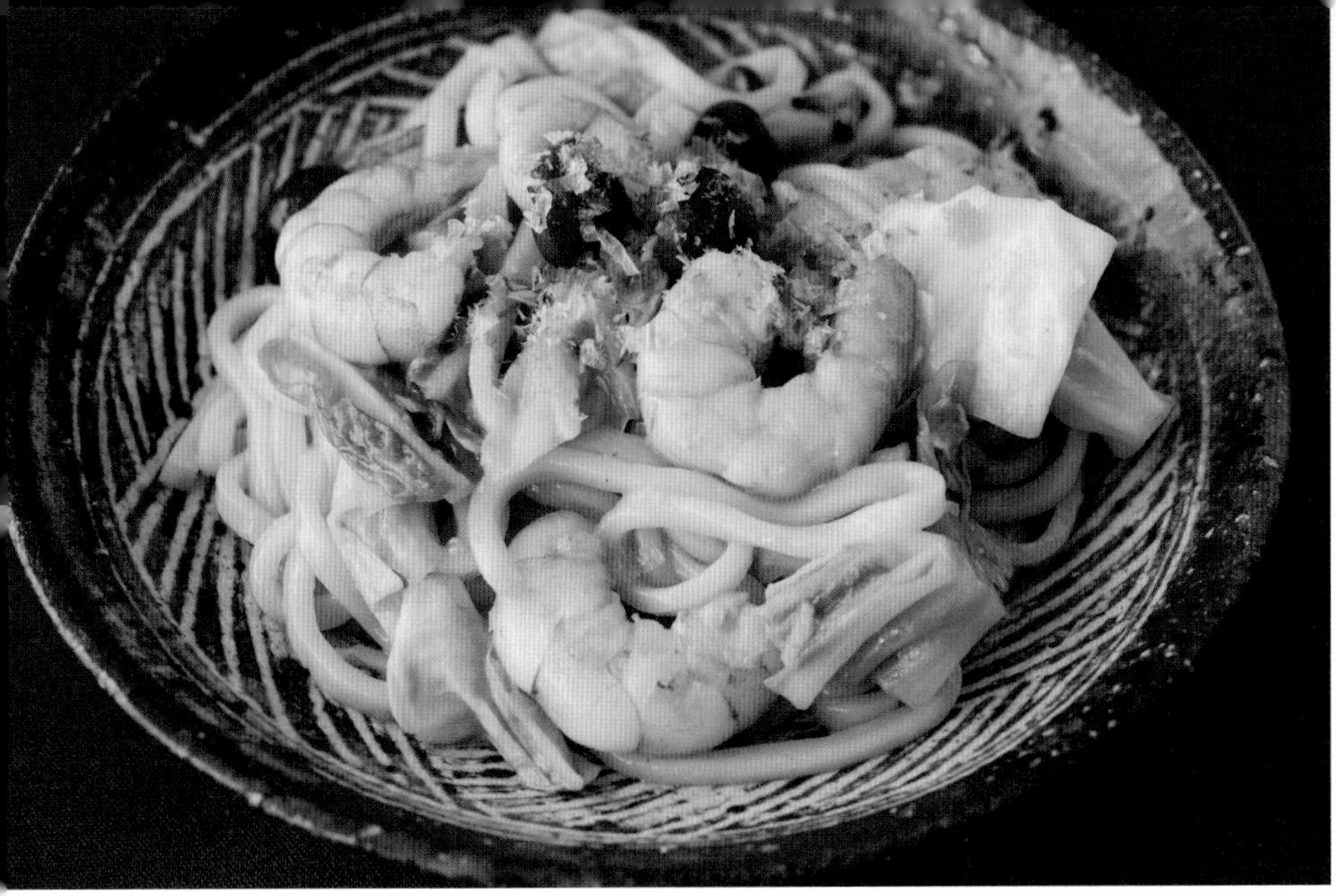

えびとしめじのしょうが焼きうどん

材料（2人分）

むきえび（大）…… 8尾
しめじ …… 1/2袋
キャベツ …… 1/6個
うどん（ゆで）…… 2玉
A | 発酵しょうが（すりおろし）
…… 小さじ1
薄口しょうゆ …… 大さじ1
みりん …… 小さじ1
ごま油 …… 大さじ1
削りぶし …… 適量

つくり方

1. しめじは石づきを切り落としてほぐし、キャベツはざく切りにする。
2. フライパンにごま油を中火で熱し、キャベツを入れて炒める。しんなりしてきたら、えび、しめじを加えて炒める。うどんを加えてほぐしながら炒め、Aを加えて味をととのえる。
3. 器に盛り、削りぶしをかける。

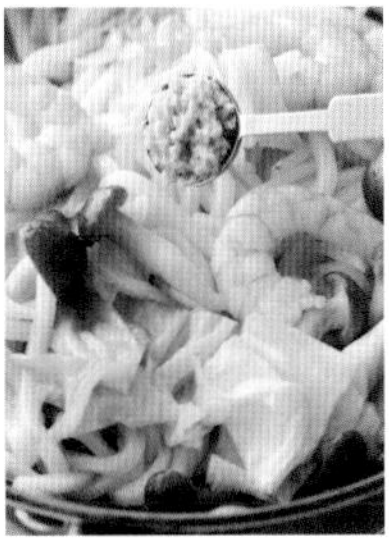

しょうがMEMO

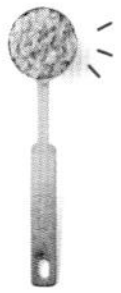

最後に加える

食材を炒めた後、薄口しょうゆとみりんで味付けをするときに、発酵しょうがも加えます。えびの風味にしょうがの香りがぴったり。あっさり、さっぱりした香り高い焼きうどんに仕上がります。

不調をととのえるレシピ

しょうがは万能薬といわれ、さまざまな不調に効果を発揮します。ここでは、6つの症状について、プラスαの食材との組み合わせで体をととのえるレシピを紹介します。

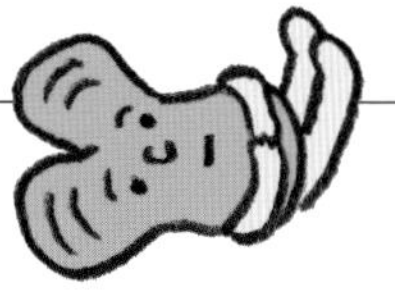

【胃が疲れているときに】

山いも、オクラ、納豆のしょうがじょうゆ

材料（2人分）

山いも（または長いも）…… 100g
オクラ …… 4本
納豆 …… 1パック
発酵しょうが（すりおろし）
…… 小さじ2
しょうゆ …… 適量

つくり方

1. 山いもは皮をむいてすりおろす。オクラは熱湯でゆでて小口切りにする。
2. すべての材料を混ぜ合わせる。

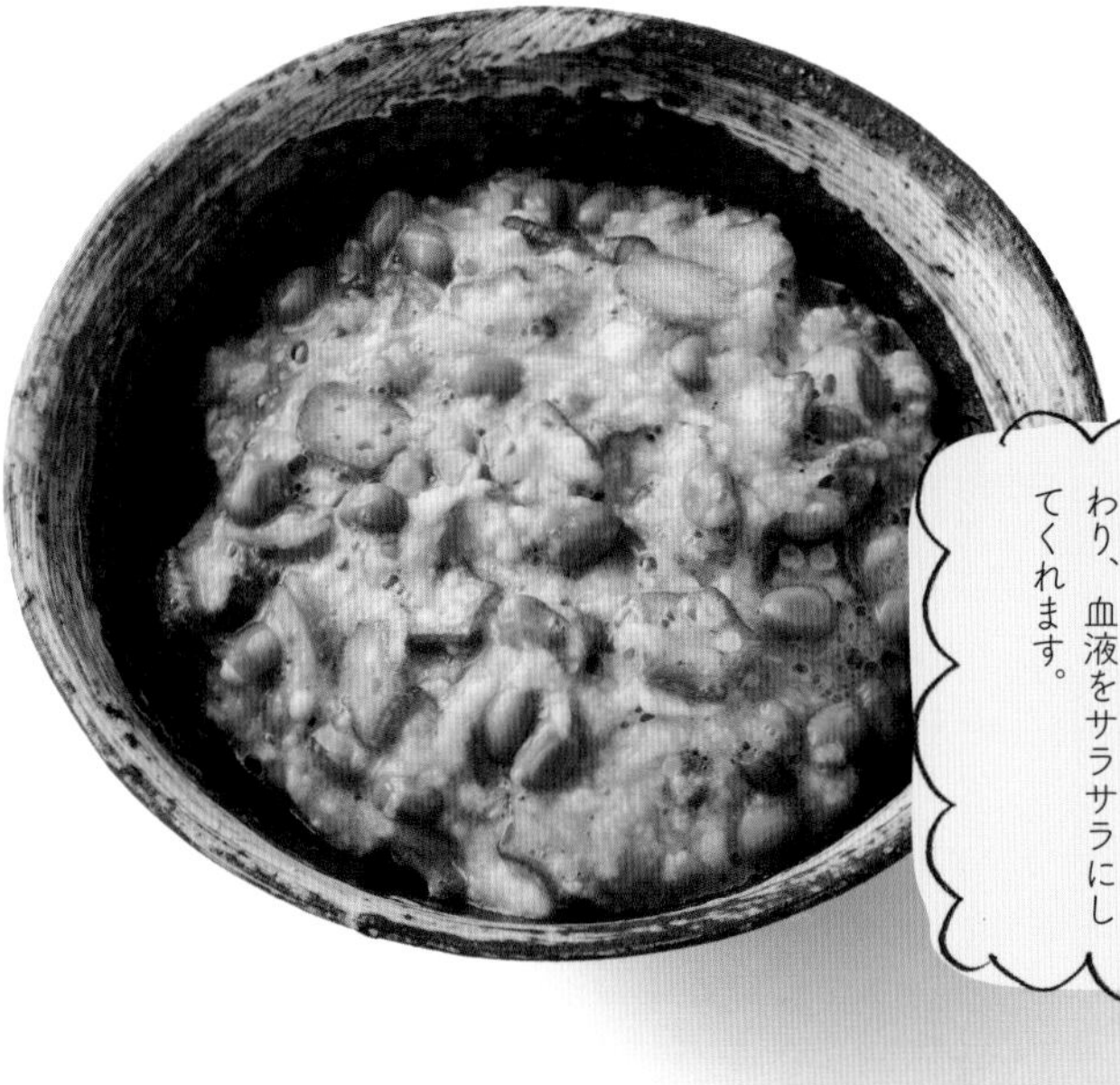

【メモ】消化を助けるねばねば系食材の代表を組み合わせました。しょうがには健胃作用があるので、合わせて食べるとより効果が期待できます。ねばねばの成分であるムチンは、疲れた胃をいたわり、血液をサラサラにしてくれます。

【メモ】キャベツは消化がよく、胃の粘膜を修復・保護してくれる食材。胃潰瘍や十二指腸潰瘍に効くといわれるビタミンUはキャベツから発見された成分で、キャベジンとも呼ばれています。また、こしょうなどのスパイスも胃の働きを高めるので好みでふっても。

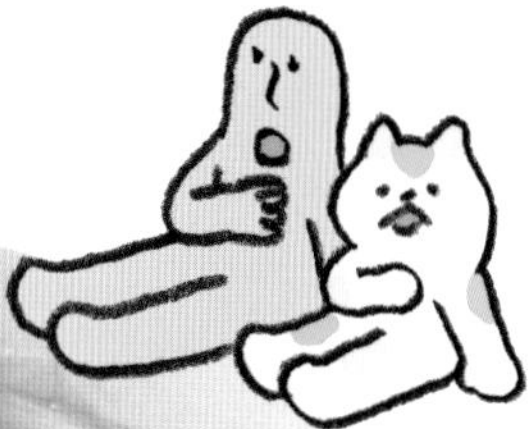

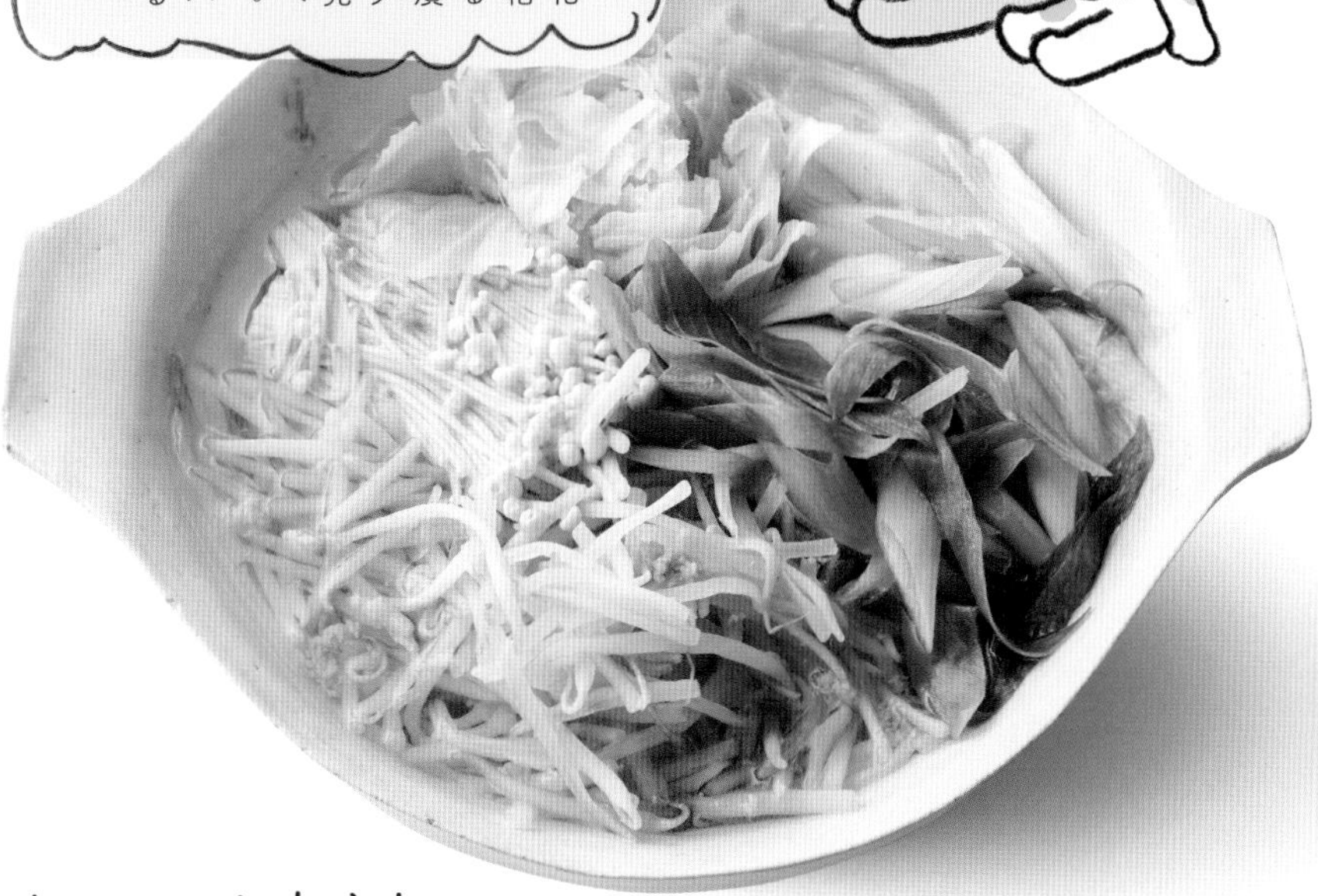

キャベツともやし、ねぎのしょうが塩鍋

材料（2人分）

キャベツ …… 3枚
もやし …… 1袋
長ねぎ …… 1本
えのきたけ …… 1袋
発酵しょうが（すりおろし）…… 小さじ2
塩 …… 小さじ2
昆布 …… 10㎝四方
粗びき黒こしょう …… 適宜

つくり方

1. キャベツは食べやすい大きさにちぎる。長ねぎは斜め切りにする。
2. 鍋に昆布を敷き、キャベツ、長ねぎをのせ、水を鍋の半分程度入れて蓋をし、火にかける。
3. 沸騰したらもやし、えのきたけ、発酵しょうが、塩を加えて野菜がしんなりするまで煮る。好みで黒こしょうをふる。

【夏バテで食欲がない ときに】

きゅうり、トマト、豆腐、白きくらげのジンジャーサラダ

【メモ】きゅうり、トマト、豆腐が熱を取り、白きくらげが、体内の水分を適度に保ちます。また、暑さで疲れているときはつるりとしたものが食べやすいですが、かんで唾液の分泌を促すことで消化を助け、夏バテ解消になります。

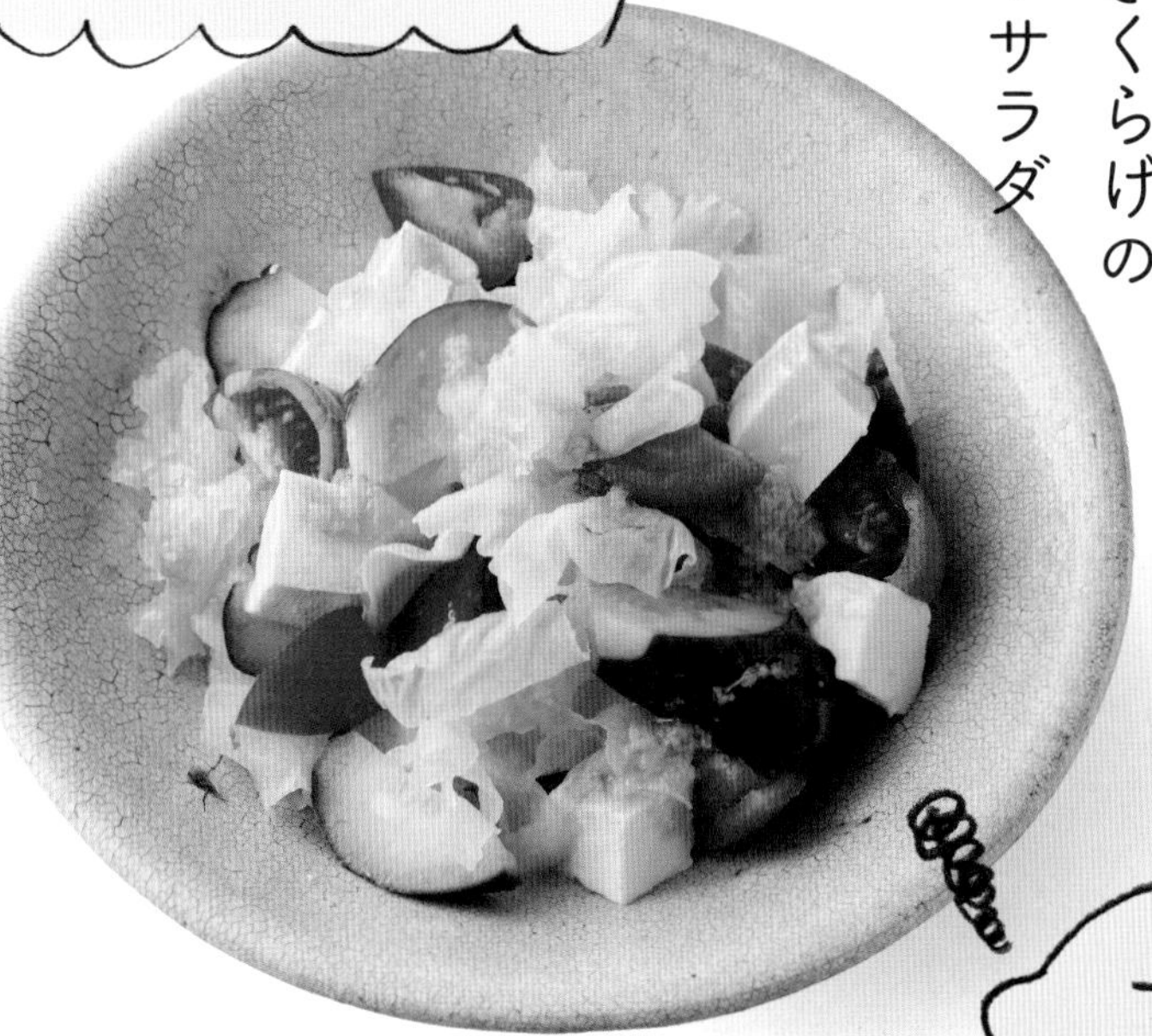

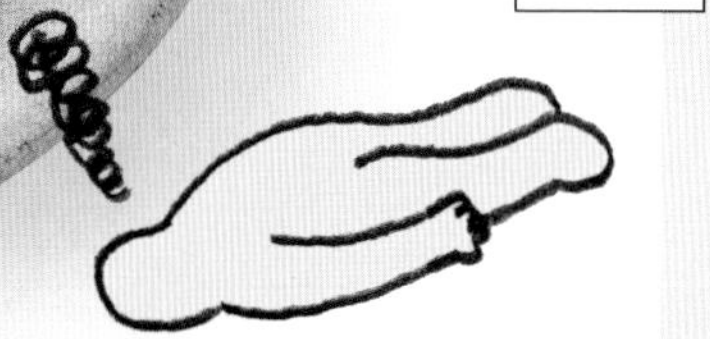

材料（2人分）

きゅうり …… 1本
ミニトマト …… 6〜8個
豆腐 …… 1/2 丁（150g）
白きくらげ（乾燥）…… 8g
A｜発酵しょうが（すりおろし）…… 小さじ1/2 〜1
｜白しょうゆ＊ …… 小さじ2
｜オリーブオイル …… 小さじ2

＊白しょうゆとは、大豆ではなく小麦を主原料にしてつくられた愛知県発祥のしょうゆ。やや色が薄く、甘みと独特の香りがある。なければしょうゆ小さじ1＋水小さじ1で代用可。

つくり方

1. 小鍋に水と豆腐を入れて火にかけ、沸騰してから5分ほどゆでる。または、パックから出してざるに上げておく。

2. 白きくらげは水で10分ほどもどした後、沸騰した湯で5分ほどゆで、食べやすい大きさにちぎる。きゅうりは乱切りにし、ミニトマトは縦4等分に切る。豆腐は2㎝角に切る。

3. 2を合わせて器に盛り、Aを混ぜ合わせてかける。

セロリの葉、松の実のしょうがチャーハン

材料（**2人分**）

セロリの葉 …… 1本分
松の実 …… 20g
冷やごはん（玄米など）…… 300g
卵 …… 2個

A
- しょうゆ …… 小さじ1
- 発酵しょうが（すりおろし）…… 小さじ2〜3

B
- しょうゆ …… 小さじ1
- 酒 …… 小さじ1
- 塩 …… 少々

ごま油 …… 大さじ2

つくり方

1. 熱したフライパンに松の実を入れ、軽く焦げ目がつく程度に炒って取り出す。セロリの葉は刻む。
2. 卵を溶きほぐし、A を加えて混ぜる。
3. フライパンにごま油大さじ1を熱し、**2** を入れる。かき混ぜながら半熟程度にかたまったら取り出す。
4. フライパンにごま油大さじ1を足し、冷やごはんを炒める。全体に油が回ったら、**1**、**3** を加えて炒め、B を加えて味をととのえる。

【メモ】 夏バテのときは食欲が落ちて栄養が偏りがちなので、高たんぱくで栄養密度が高い卵がおすすめ。また松の実は良質な油やミネラル、疲労回復に役立つビタミンB_1などがバランスよく含まれた食材。セロリの葉に松の実の香ばしさがよく合います。

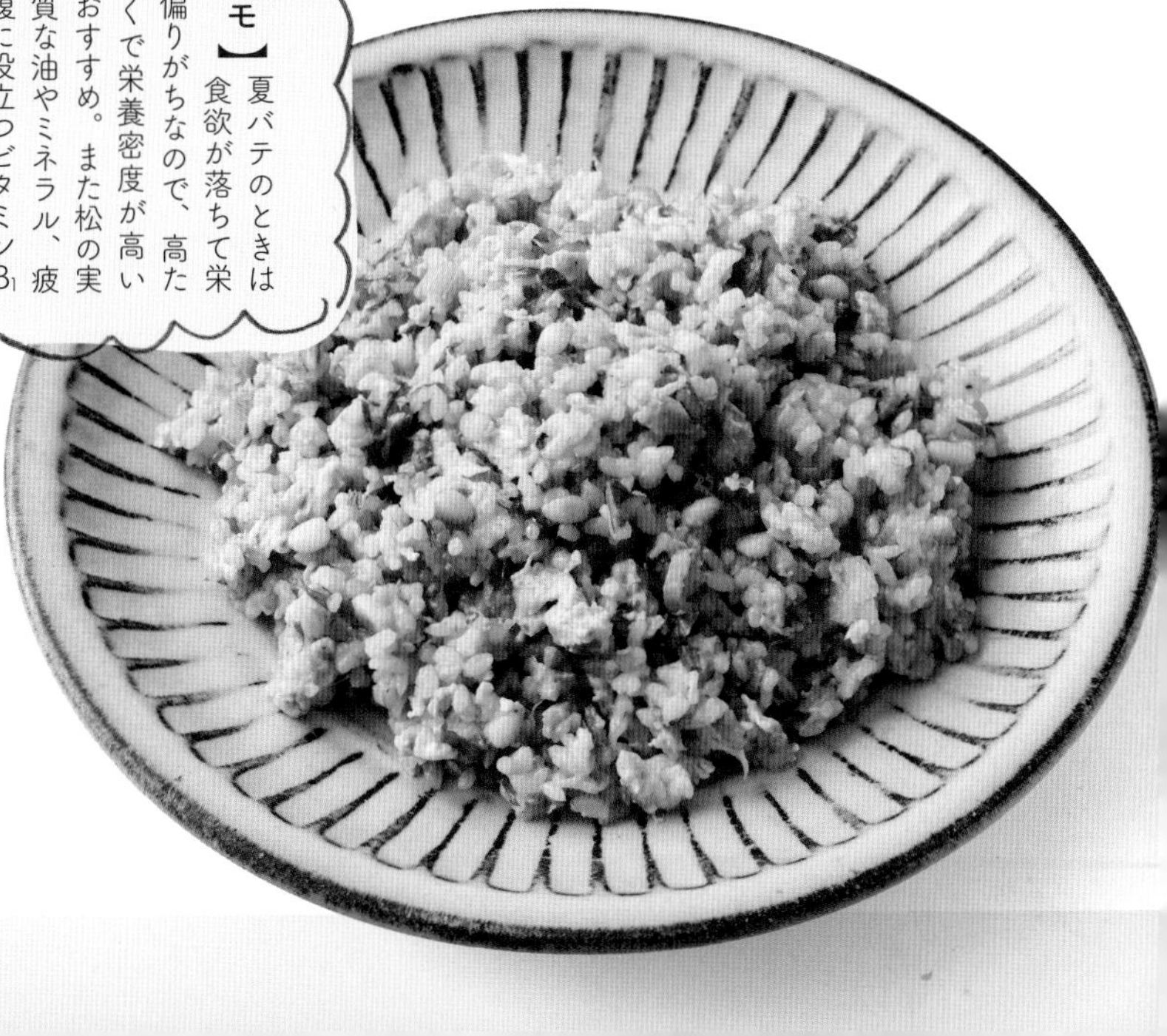

とうもろこしとはと麦の しょうがスープ

材料（つくりやすい分量）

とうもろこし …… 1本
はと麦 …… 30g
玉ねぎ …… 100g
発酵しょうが（すりおろし）
…… 小さじ 1/2 ～1
塩 …… 小さじ1

つくり方

1. はと麦は一晩水につけておくか、熱湯に 30 分ほど浸す。
2. とうもろこしは実をこそげ取り、ひげは刻む。玉ねぎは粗いみじん切りにする。
3. 鍋に1、2、水 800mℓを入れて火にかける。沸騰したら弱めの中火にし、発酵しょうが、塩を加え、はと麦がやわらかくなるまで 20 分ほど煮る。

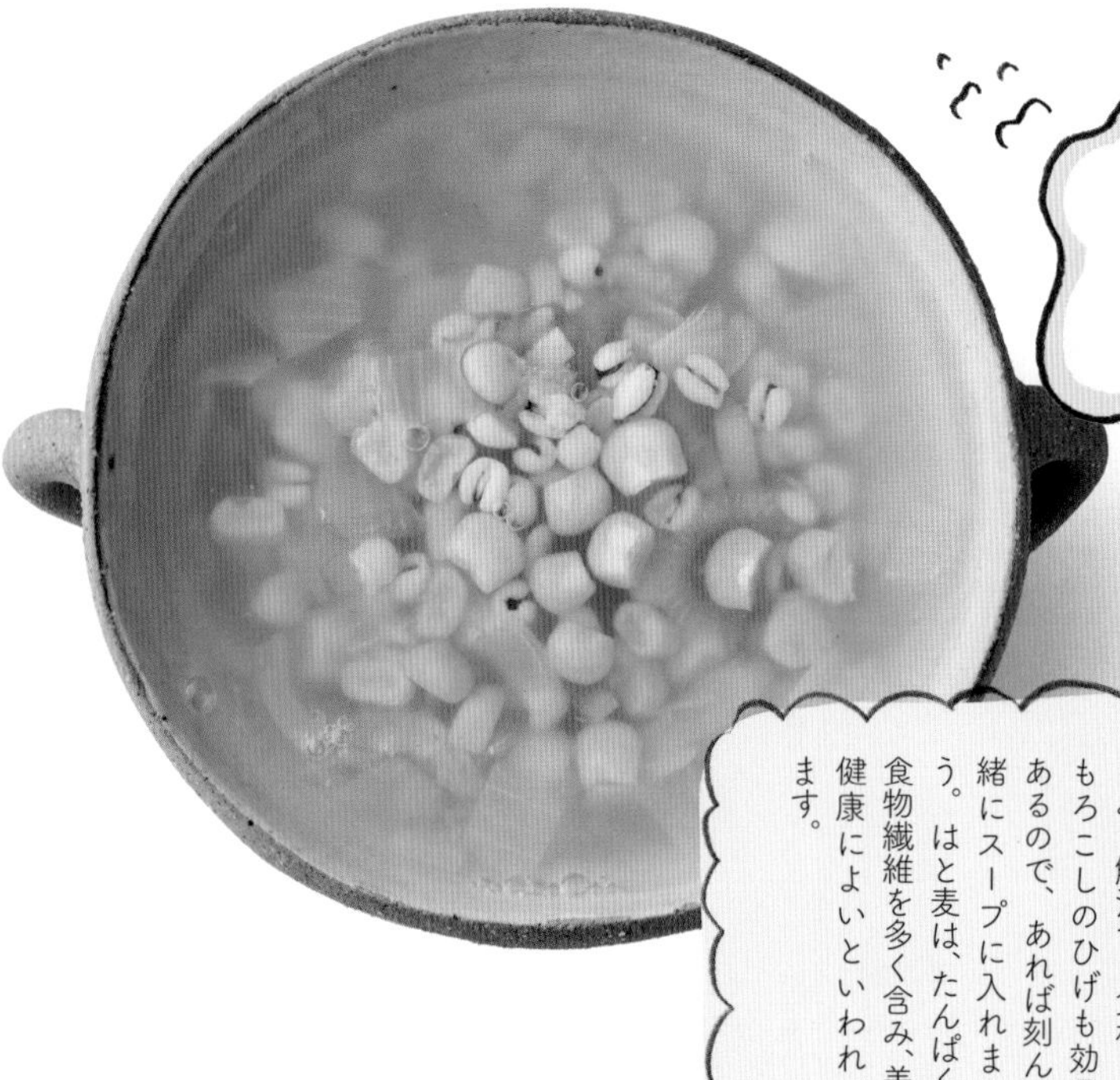

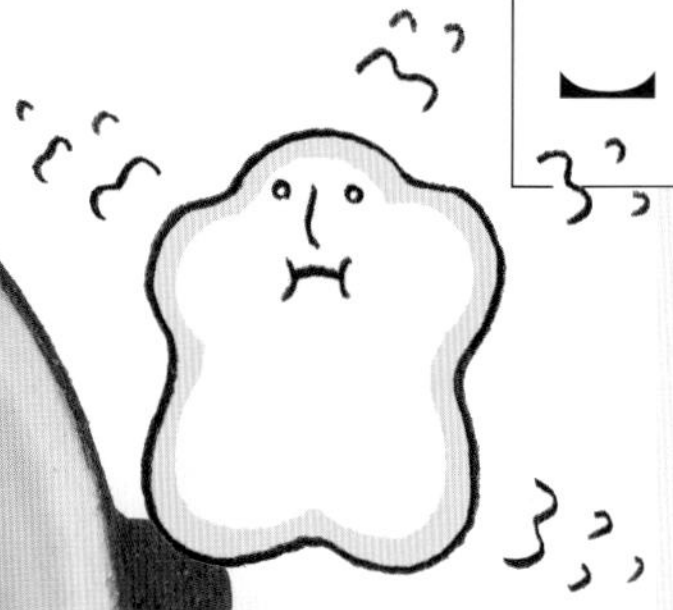

【メモ】とうもろこしとはと麦は、どちらも水分代謝を促進し、むくみを解消する食材。とうもろこしのひげも効果があるので、あれば刻んで一緒にスープに入れましょう。はと麦は、たんぱく質、食物繊維を多く含み、美容・健康によいといわれています。

しょうが入り
玄米小豆がゆ

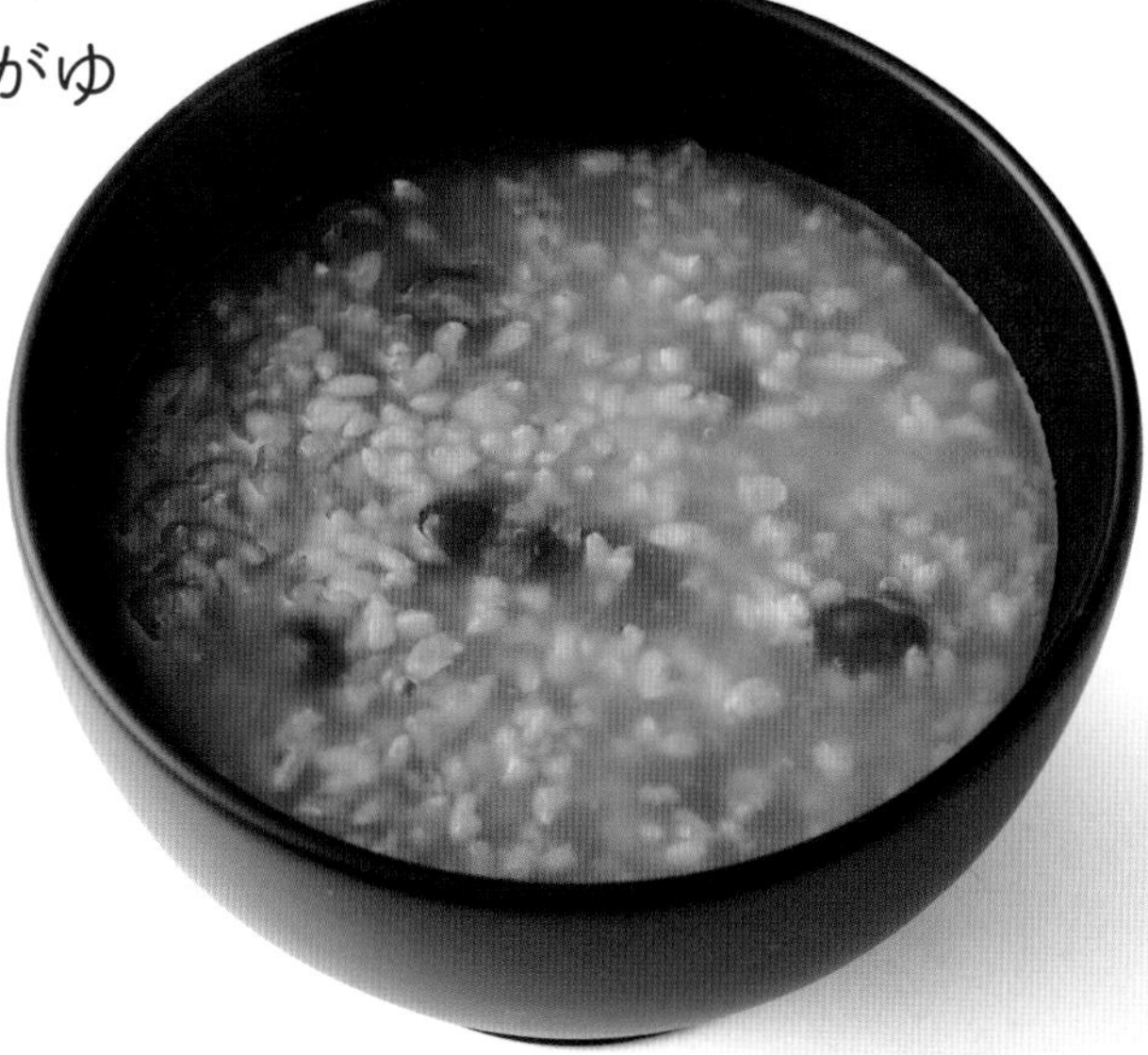

材料（つくりやすい分量）

玄米 …… 1カップ（200mℓ）
小豆 …… 20g
発酵しょうが（すりおろし）
…… 小さじ1と1/2
塩 …… 小さじ3/4

つくり方

1. 玄米は洗ってざるに上げ、水けをきる。
2. 土鍋を熱して玄米を入れ、パチパチとはじける音がして香ばしい香りが立つまで炒る。炒ることでかたい皮を壊し、煮る時間を短縮できる。
3. 米の6～7倍の水、小豆、発酵しょうが、塩を入れて蓋をし、弱火で1時間、玄米と小豆がやわらかくなるまで煮る。

【メモ】小豆に含まれるサポニンとカリウムが余分な水分を排出し、むくみを解消。腎臓や肝臓、その他の慢性病にもよく、食欲がないときにもおすすめです。おかゆは、大きめの土鍋でたっぷりつくるとおいしく、残ったら冷凍もできます。

【便秘が気になるときに】

ごぼうとにんじんのしょうがきんぴら

材料（つくりやすい分量）

ごぼう …… 170g
にんじん …… 60g
発酵しょうが（せん切り、またはすりおろし）…… 小さじ1と1/2
しょうゆ …… 大さじ1弱
白炒りごま …… 大さじ3
サラダ油 …… 大さじ1/2

つくり方

1. ごぼう、にんじんはせん切りにする。
2. 鍋にサラダ油を中火で熱し、ごぼうを入れて香ばしい香りがするまで炒め、にんじんも入れて炒める。
3. かぶるくらいの水を入れて、蓋をして煮る。水分が半量くらいになったら、発酵しょうが、しょうゆ、ごまを加えて水分がなくなるまで煮詰める。

【メモ】食物繊維が豊富なごぼうは、腸内の老廃物を排泄し、便秘を解消して血液を浄化。皮には、ポリフェノールの一種で強い抗酸化作用があるサポニンが含まれます。ごまは、不溶性食物繊維と、潤滑剤の役割を果たす脂質が豊富で、こちらも便秘に効果的。

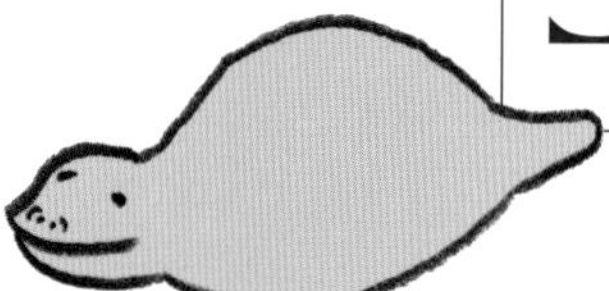

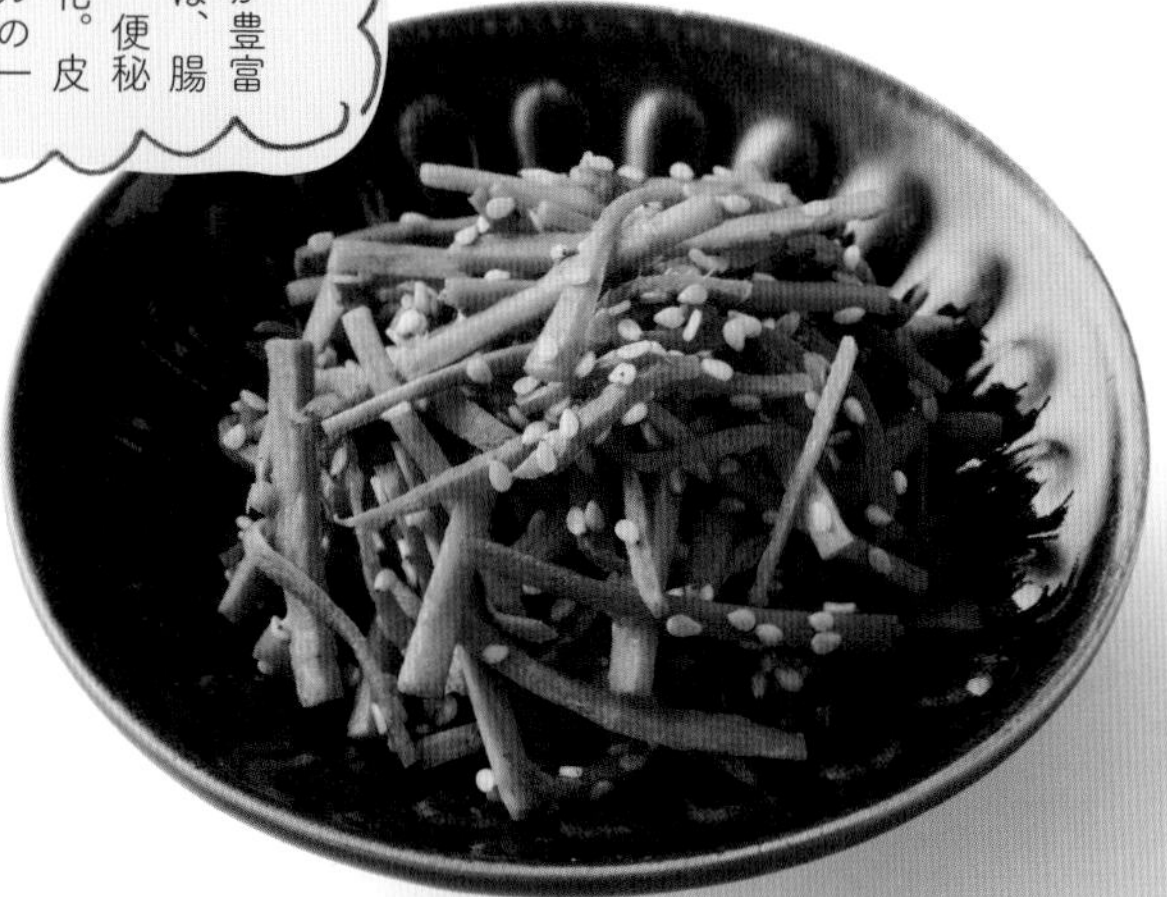

さつまいもと黒米の しょうが塩スープ

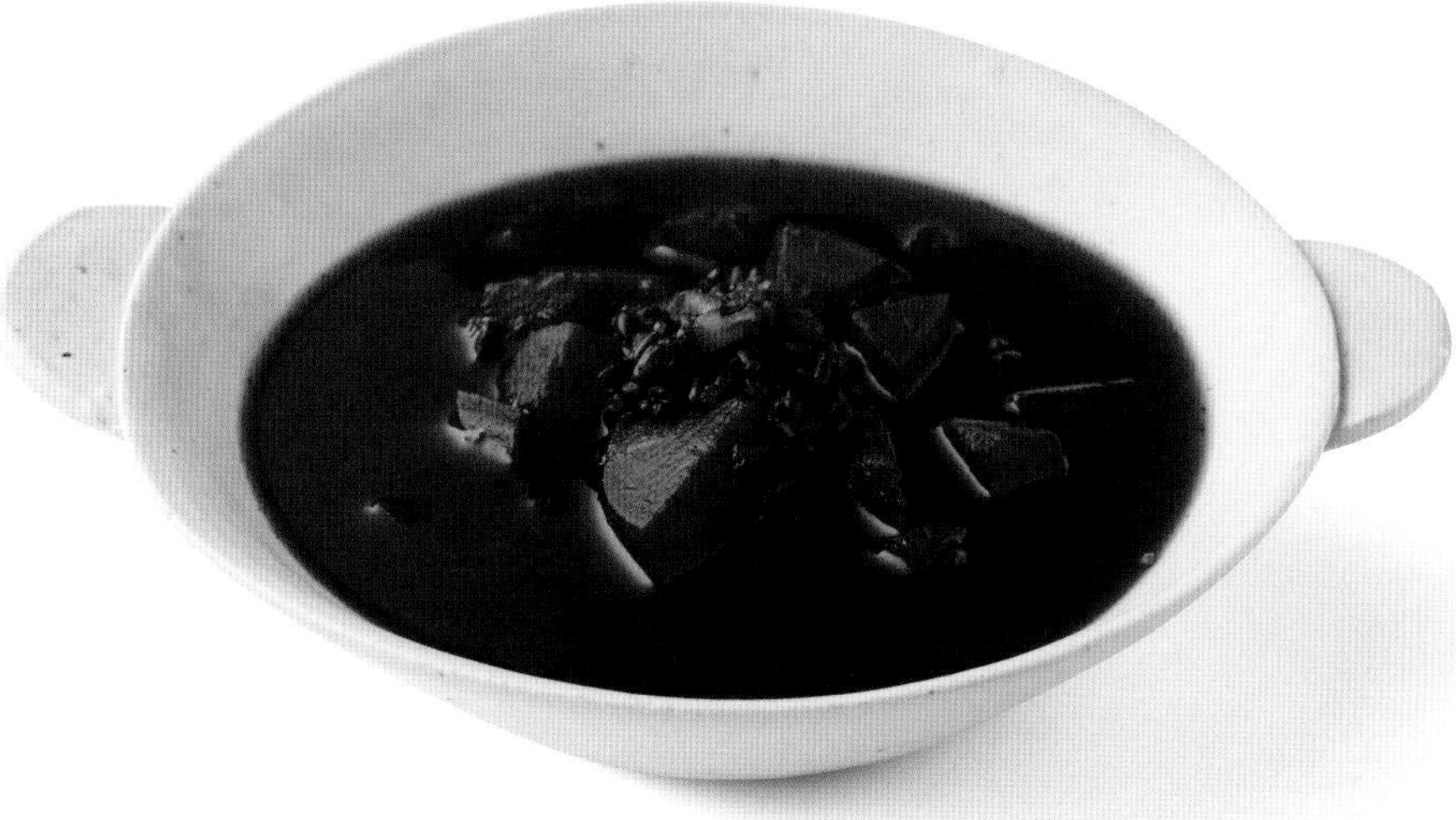

材料（つくりやすい分量）

さつまいも …… 1本
黒米 …… 30g
発酵しょうが（すりおろし）
…… 小さじ 1/2 ～1
塩 …… 小さじ1

つくり方

1. 黒米は洗って一晩水につけておくか、熱湯に 30 分ほど浸す。さつまいもは皮ごと一口大に切る。

2. 鍋に1を入れ、水 800mℓを加えて火にかける。沸騰したら発酵しょうが、塩を加えて弱火にし、コトコトと黒米がやわらかくなるまで煮る。

【メモ】食物繊維が非常に多く、便秘に効く食材として知られているさつまいも。さつまいもに含まれる不溶性の食物繊維は、水分を一緒に取ることでスムーズな排泄を促します。黒米はミネラルやアントシアニンが豊富で栄養効果が高い食材。

【体を温めたい ときに】

玉ねぎとわかめのしょうがみそ汁

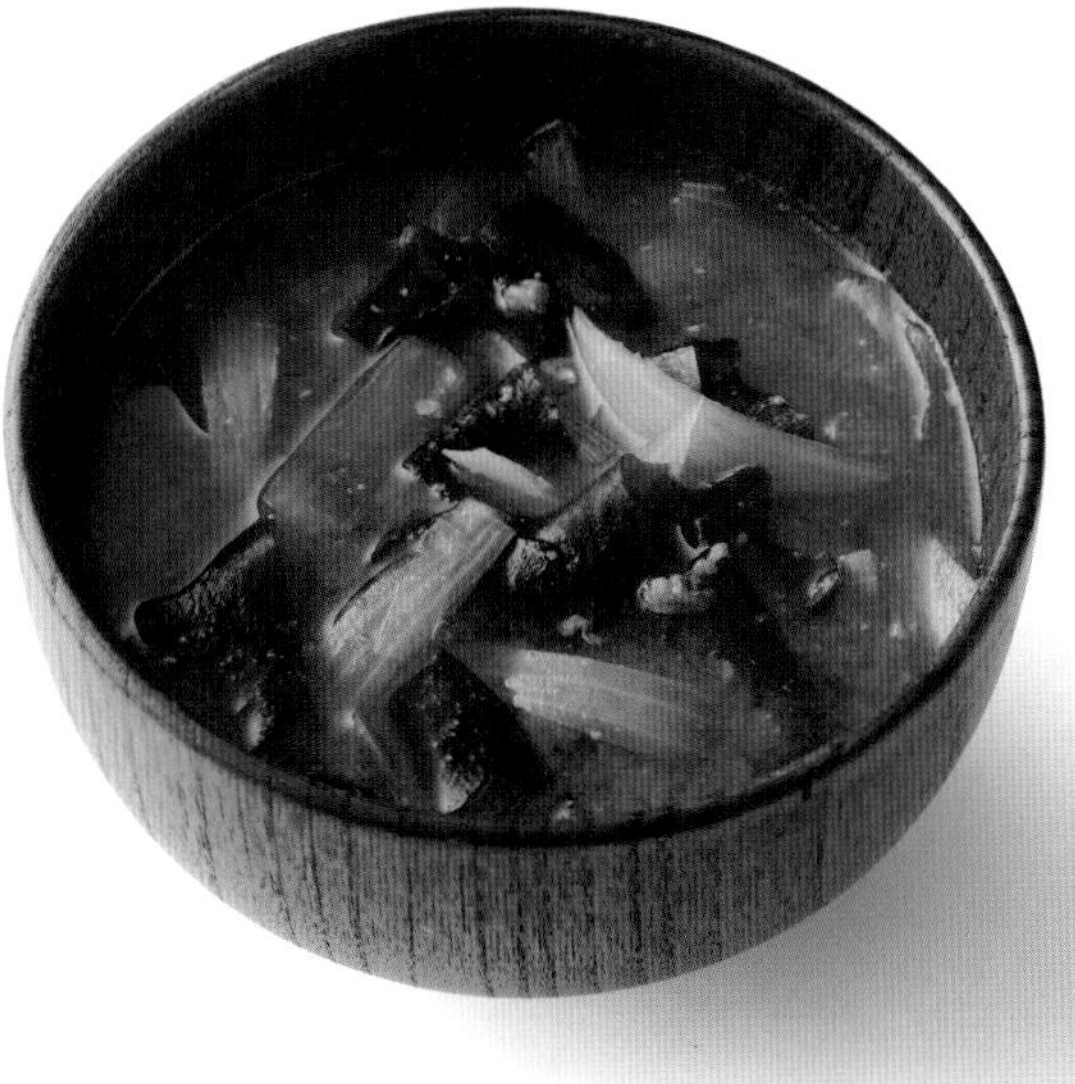

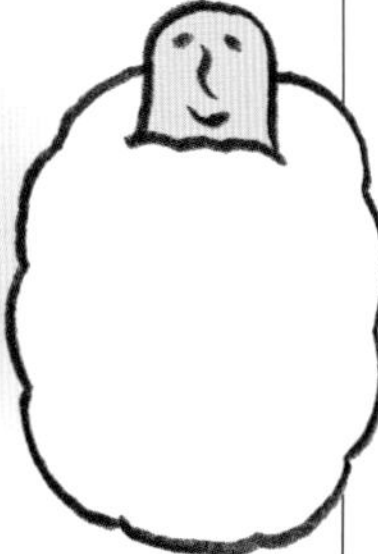

材料（2人分）

玉ねぎ ⋯⋯ 100g
カットわかめ（乾燥）⋯⋯ 5g
昆布 ⋯⋯ 5㎝四方
みそ ⋯⋯ 大さじ2〜3
発酵しょうが（すりおろし）
⋯⋯ 小さじ2

つくり方

1. 玉ねぎはくし形切りにする。
2. 小鍋に昆布、水400㎖を入れて火にかける。沸騰したら玉ねぎを入れ、好みのかたさになるまで弱火で煮る。
3. 火を止めてみそを溶き入れ、乾燥わかめを加えて軽く火にかける。最後に発酵しょうがを加える。

【メモ】みそ汁にしょうがを加えるだけでも十分温まりますが、玉ねぎも体を温める食材なので効果大。辛み成分である硫化アリルやアリシンが血行を促進し、体内のめぐりをよくします。わかめは水溶性の食物繊維や、カリウムなどのミネラルが豊富。

ふろふき大根
野菜のしょうが葛あんかけ

材料（**2人分**）

大根（皮をむいて2～3㎝厚さの輪切り）…… 4個
干ししいたけ …… 2枚
にんじん …… 30g
長ねぎ …… 30g
昆布 …… 7㎝四方＋5㎝四方
発酵しょうが（すりおろし、またはみじん切り）…… 小さじ1
しょうゆ …… 大さじ1
葛粉 …… 小さじ2

つくり方

1. 干ししいたけは2カップほどの水につけて一晩おく。

2. 鍋に大根、昆布7㎝四方、かぶるくらいの水を入れて火にかけ、大根がやわらかくなるまでゆでる。

3. 昆布5㎝四方はキッチンばさみで5㎜角に切り、にんじん、干ししいたけ、長ねぎはみじん切りにする。

4. 小鍋に**3**、しいたけのもどし汁（200㎖）、発酵しょうがを入れて中火にかける。野菜がやわらかくなったらしょうゆを加える。葛粉を同量の水で溶いて加え、とろみをつける。

5. **2**を器に盛り、**4**をかける。

【メモ】風邪のときに飲む漢方薬・葛根湯に葛の根が使われているように、葛は血行をよくして体を温める効果が高い食材。ただし、一般的に売られている葛粉は、葛100%ではないことが多いので、効能を重視するなら本葛粉を選びましょう。

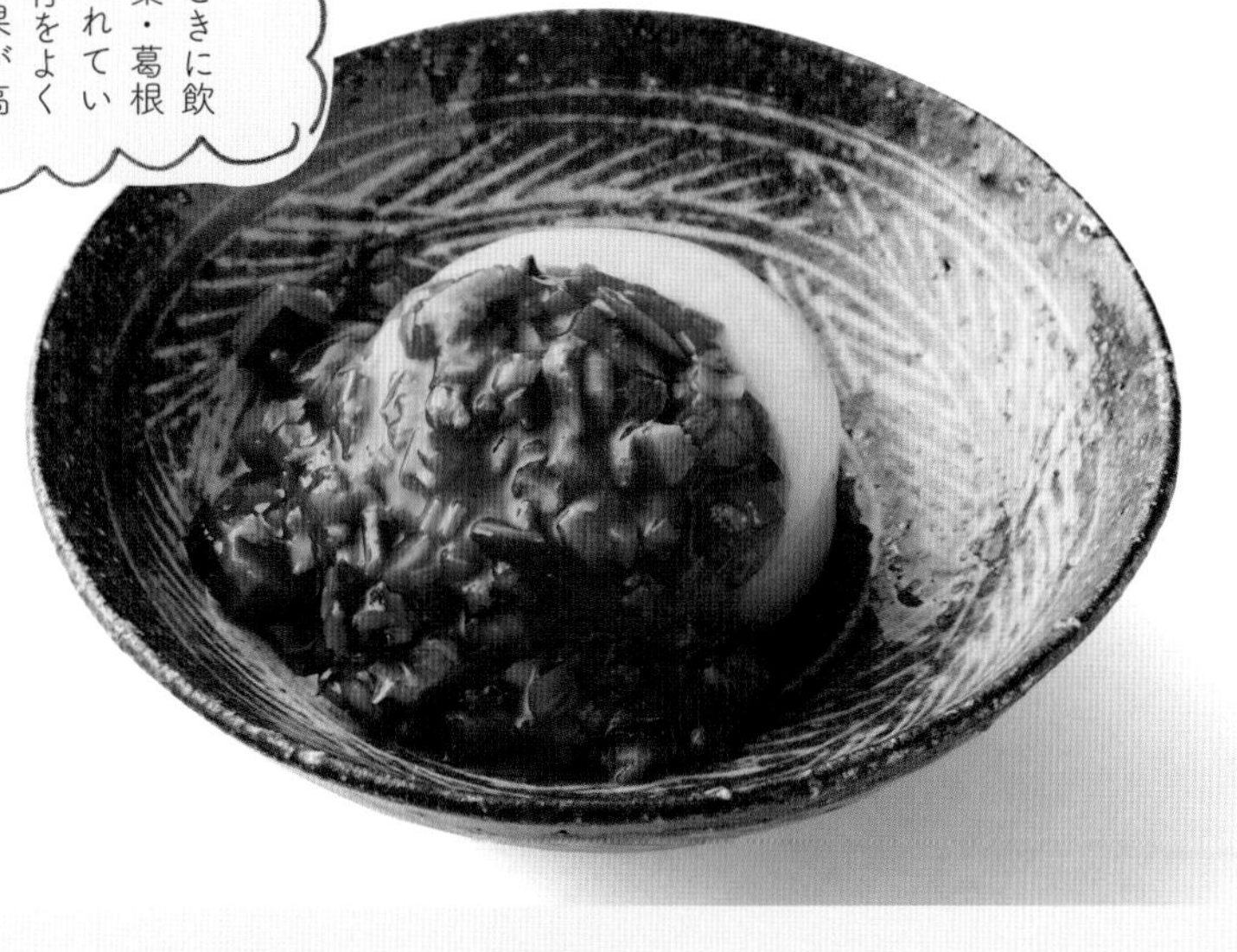

【風邪のひき始めに】

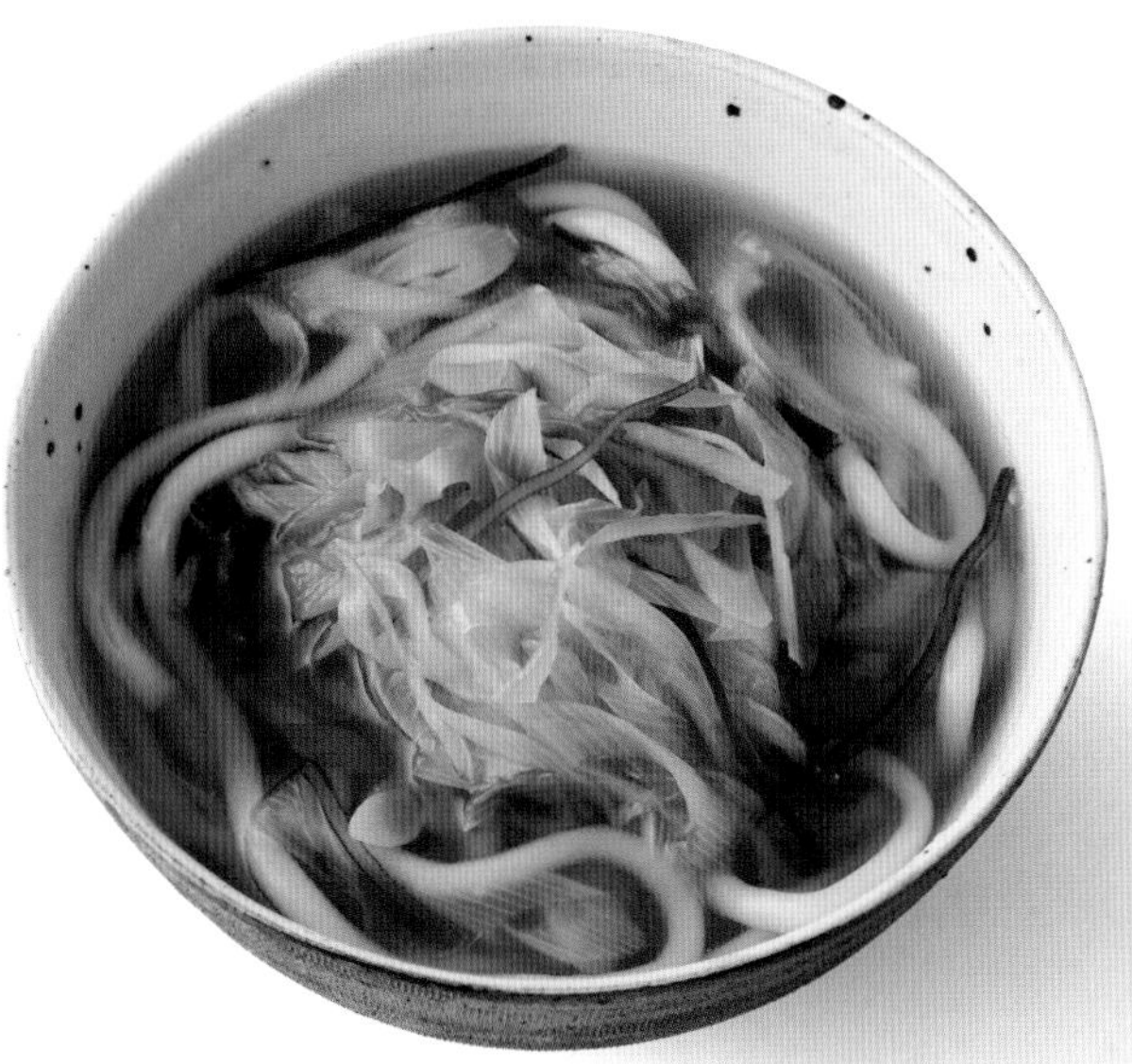

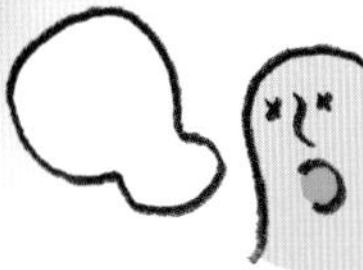

ねぎたっぷりしょうがうどん

材料（2人分）

長ねぎ …… 2本
昆布 …… 5㎝四方
うどん（ゆで）…… 2玉
発酵しょうが（すりおろし）
…… 小さじ2〜3
薄口しょうゆ …… 大さじ1弱
濃口しょうゆ …… 大さじ1/2
塩 …… 小さじ1弱

つくり方

1. 長ねぎは斜め切りにする。昆布はキッチンばさみで細切りにする。

2. 鍋に1、水800㎖を入れて火にかける。沸騰したら弱火にし、昆布とねぎがやわらかくなるまで煮る。薄口しょうゆ、しょうゆ、塩を加えて味をととのえる。

3. うどん、発酵しょうがを加え、うどんが少し色づく程度に煮る。

【メモ】ねぎには殺菌効果や疲労回復効果があるので、風邪のときはたくさん食べるようにしています。この料理にすると、1人1本をぺろりと食べられて、体の中からぽかぽかに。ねぎはくたくたに、うどんはやわらかく煮て、消化をよくするとよいでしょう。

しょうがみそ雑炊

材料（2人分）

大根 …… 100g
長ねぎ …… 100g
昆布 …… 5cm四方
冷やごはん …… 300g
みそ …… 50g
発酵しょうが（すりおろし）
…… 小さじ2〜3

つくり方

1. 大根はいちょう切りに、長ねぎは小口切りにする。

2. 鍋に水600〜800mℓ、昆布、1を入れて火にかける。大根がやわらかく煮えたら昆布を取り出し、ごはん、みそ、発酵しょうがを加えて混ぜる。蓋をして、ごはんがやわらかくなるまで弱火で煮る。

【メモ】大根はのどの痛みや胃腸が弱っているときによいといわれています。ねぎも入れて、濃いめのみそ仕立てにした雑炊は、夏も冬も汗をかきながら食べるのがおすすめ。発酵食であるみそは、酵母や乳酸菌の力で栄養を吸収しやすくしてくれます。

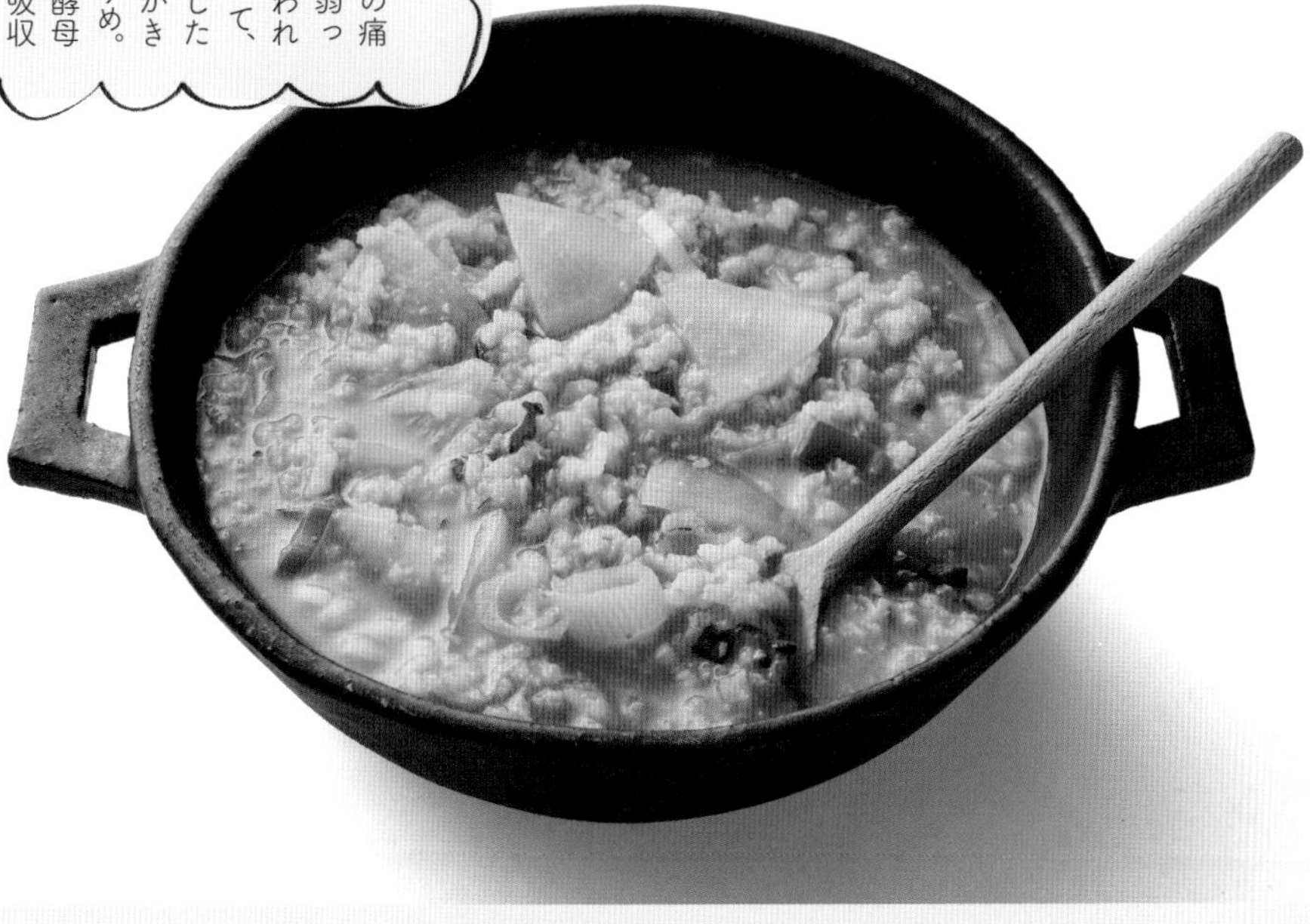

体にいいおやつ

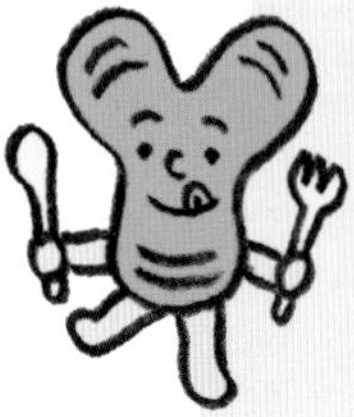

砂糖を使わず、素材の甘さを生かした素朴なおやつを紹介します。しょうがと相性のよい果物や甘酒を使い、体にやさしく、ほっとなごむ味わい。朝食や小腹がすいたときにどうぞ。

甘酒ジンジャークッキー

材料（5×3.5cmの型で約15個分）

小麦粉（薄力粉、または中力粉）…… 100g
濃縮甘酒（p.27参照）…… 35g
菜種油 …… 20g
発酵しょうが（すりおろし）…… 小さじ1と1/2
粉末しょうが（好みで）…… 3g
塩 …… 小さじ1/2

つくり方

1. 甘酒、水10mℓ、菜種油、発酵しょうがを合わせる。

2. 小麦粉、粉末しょうが、塩をボウルにふるい入れ、**1**を加えて混ぜる。

3. 生地をひとまとめにして5mm厚さにのばし、好みの型で抜き、オーブン皿に並べる。

4. オーブンは170℃（電気オーブンの場合は190℃）に予熱し、160℃（電気オーブンの場合は180℃）で12分、向きを変えて7分ほど焼く。

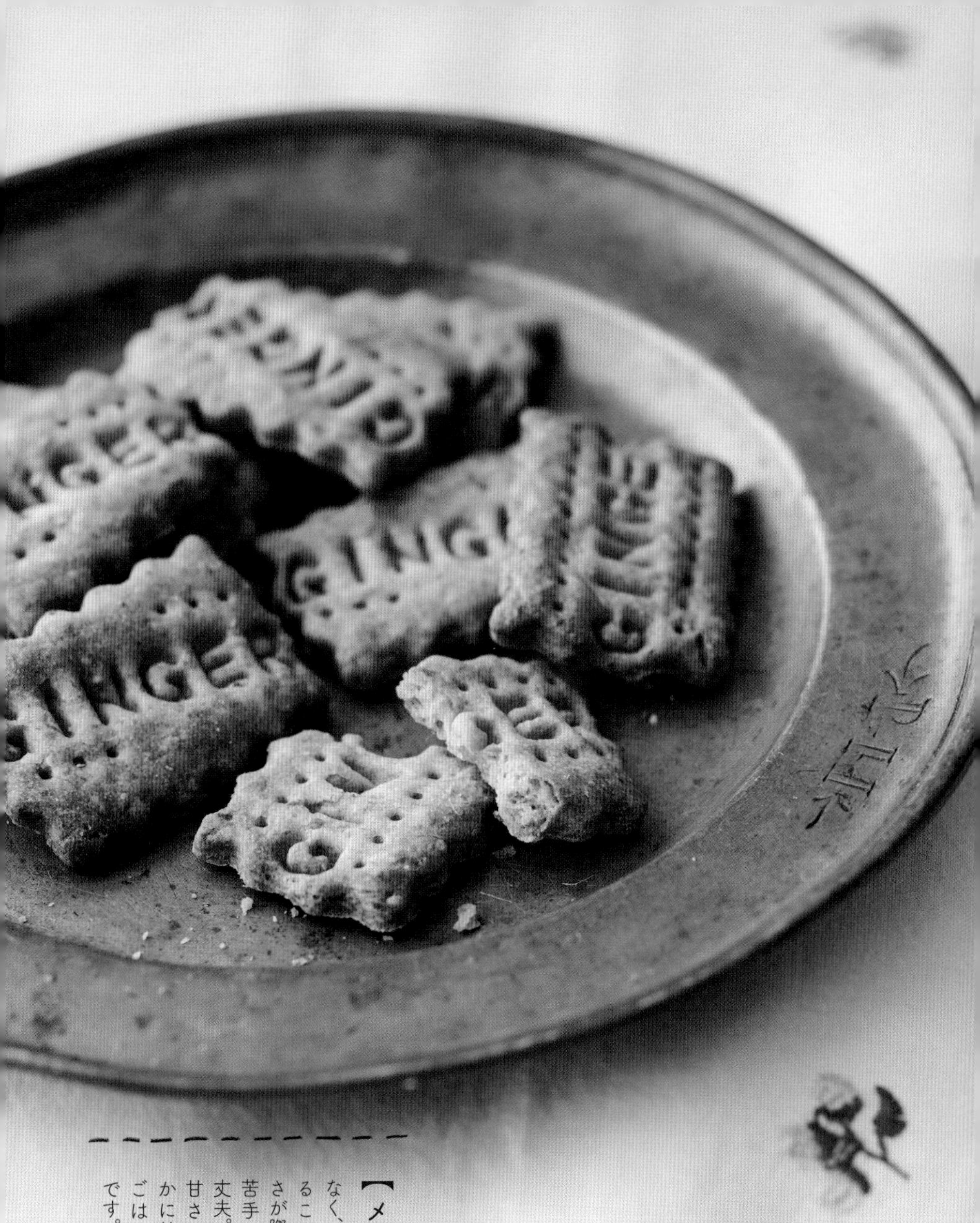

【メモ】発酵しょうがだけだと辛みは少なく、粉末しょうがを加えることでピリッとした辛さが際立ちます。辛いのが苦手なら入れなくても大丈夫。砂糖は入らず甘酒の甘さのみ。食べるとほのかに甘みを感じる程度の、ごはんのようなクッキーです。

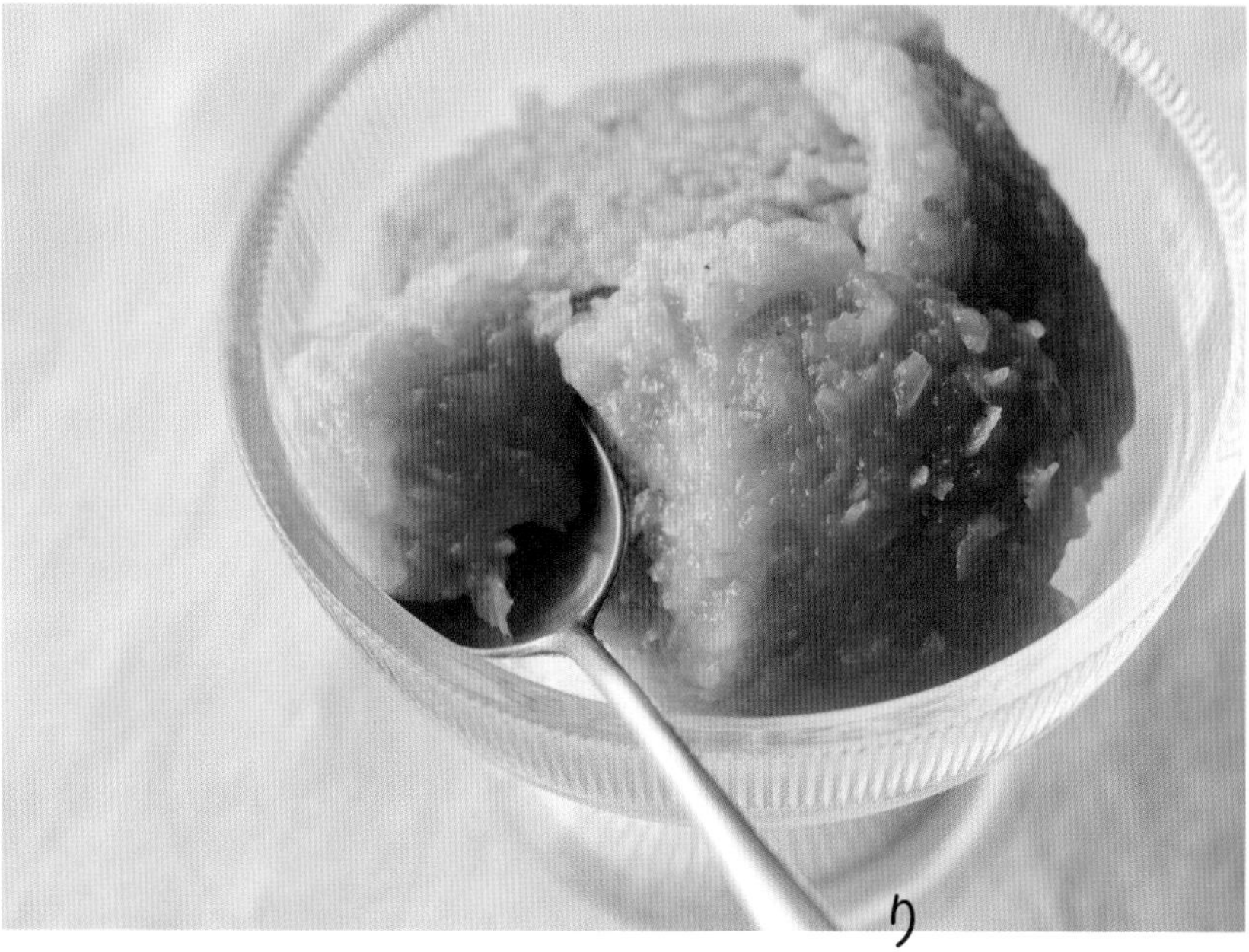

りんごとしょうがの葛よせ

【メモ】すりおろして繊維が残ったままのりんごを葛粉でかためた、素朴な味わい。りんごのやさしい甘さが口の中に広がります。冷蔵庫に入れなくてもかたまりますが、好みで冷やしても。葛粉としょうがで、体を温めるおやつです。

材料（2人分）

りんご …… 1個（300g）
りんごジュース（果汁100%。水でもよい）…… 50mℓ
葛粉 …… 10g
発酵しょうが（すりおろし）…… 小さじ1

つくり方

1. りんごはよく洗い、縦半分に切ってヘタを取り、種の部分を避けて皮ごとすりおろす。
2. 鍋に1とその他の材料を入れ、へらでかき混ぜながら中火にかける。そのままかき混ぜ続け、ふつふつと沸いてから1分ほど加熱し、バットに入れてかたまるまでおく。
3. スプーンですくって器に盛る。

しょうが風味の白玉団子
ドライフルーツのコンポート添え

材料（2人分）

ドライプルーン、ドライいちじく
（または好みのドライフルーツ）…… 各2個
紅茶 …… 約200mℓ
白玉粉 …… 44g
米粉 …… 8g
塩 …… ひとつまみ
豆乳 …… 8g
発酵しょうが（すりおろし）…… 小さじ1/2

つくり方

1. ドライフルーツは紅茶に浸して一晩以上おく。紅茶ごと小鍋に入れて弱火でやわらかくなるまで煮る。
2. 白玉粉と米粉、塩をボウルに入れ、ぬるま湯（ひと肌程度）33mℓ、豆乳、発酵しょうがを加えてなめらかになるまでこねる。耳たぶくらいのかたさになったら、8等分（1個10g）にして丸める。
3. 鍋に湯を沸かし、**2**を入れる。団子が浮いてからさらに2分ほどゆで、氷水に入れて冷やす。
4. 水けをきって器に盛り、**1**を煮汁ごと添える。

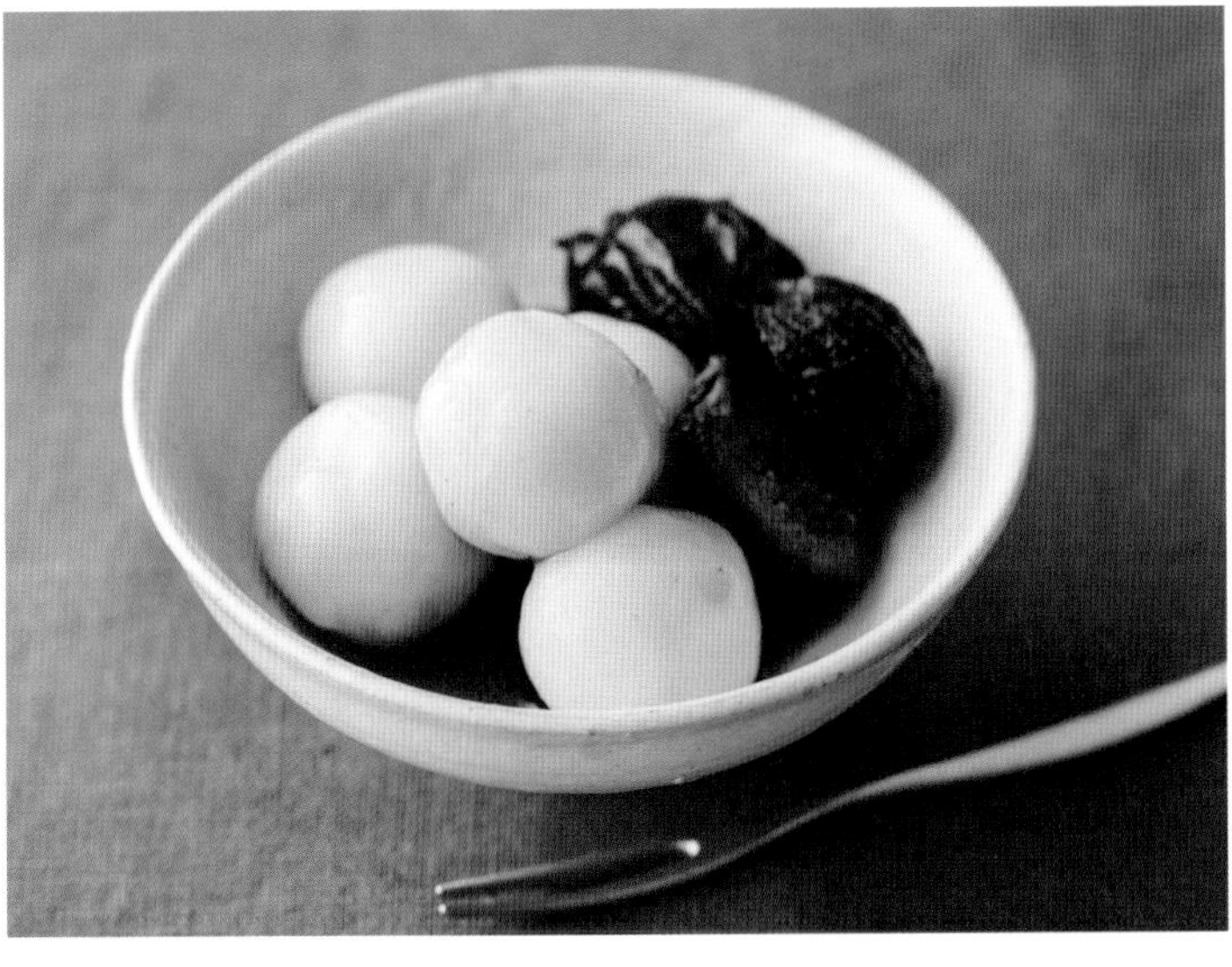

【メモ】米粉は入れず、白玉粉だけでつくってもおいしくできます。米粉を加えるとやわらかく、白玉粉だけだともちもちに。豆乳は使わず、水だけでもよいですが、豆乳が少し入っていたほうが、長くもちもち感が楽しめます。

みかんとしょうがのゼリー

材料（カップ2個分）

みかん …… 1個
みかんジュース（果汁100%）…… 250mℓ
糸寒天 …… 3g
発酵しょうが（すりおろし）…… 6g

つくり方

1. 糸寒天は一晩水につけておくか、ぬるま湯に1時間浸してもどす。みかんは小房に分け、薄皮をつけたまま半分に切る。

2. 鍋にみかんジュース、発酵しょうが、もどした糸寒天を入れ、中火にかける。寒天がしっかり溶けるまで混ぜずにそのまま煮る。

3. カップにみかんを等分に入れ、**2**を流し入れる。

【メモ】 糸寒天はテングサを原料にしたもので、なめらかな食感が特徴。水でもどす必要がない手軽な粉寒天（1g）を使ってもよいでしょう。冷蔵庫に入れなくてもかたまりますが、好みで冷やして食べてもおいしいです。

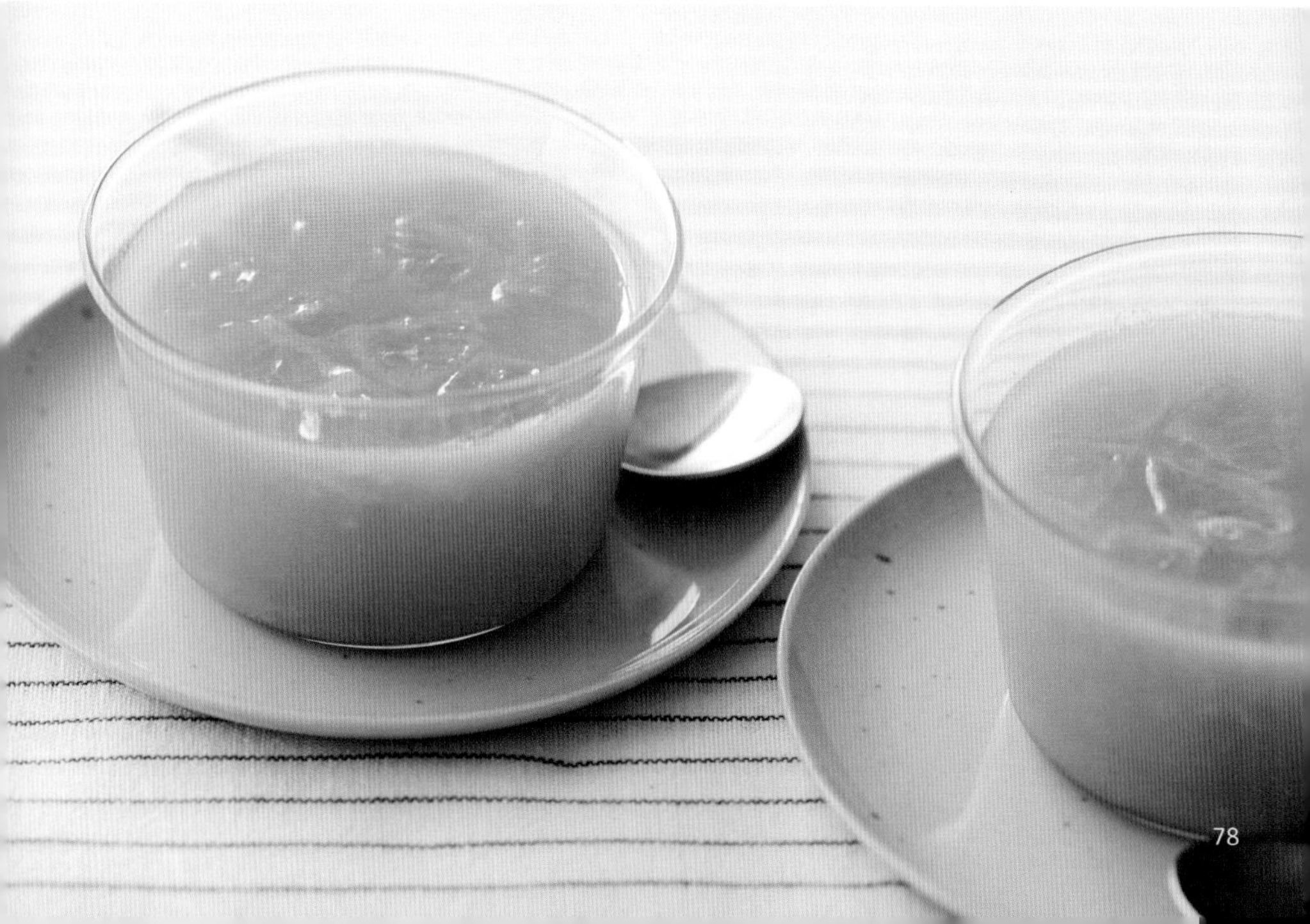

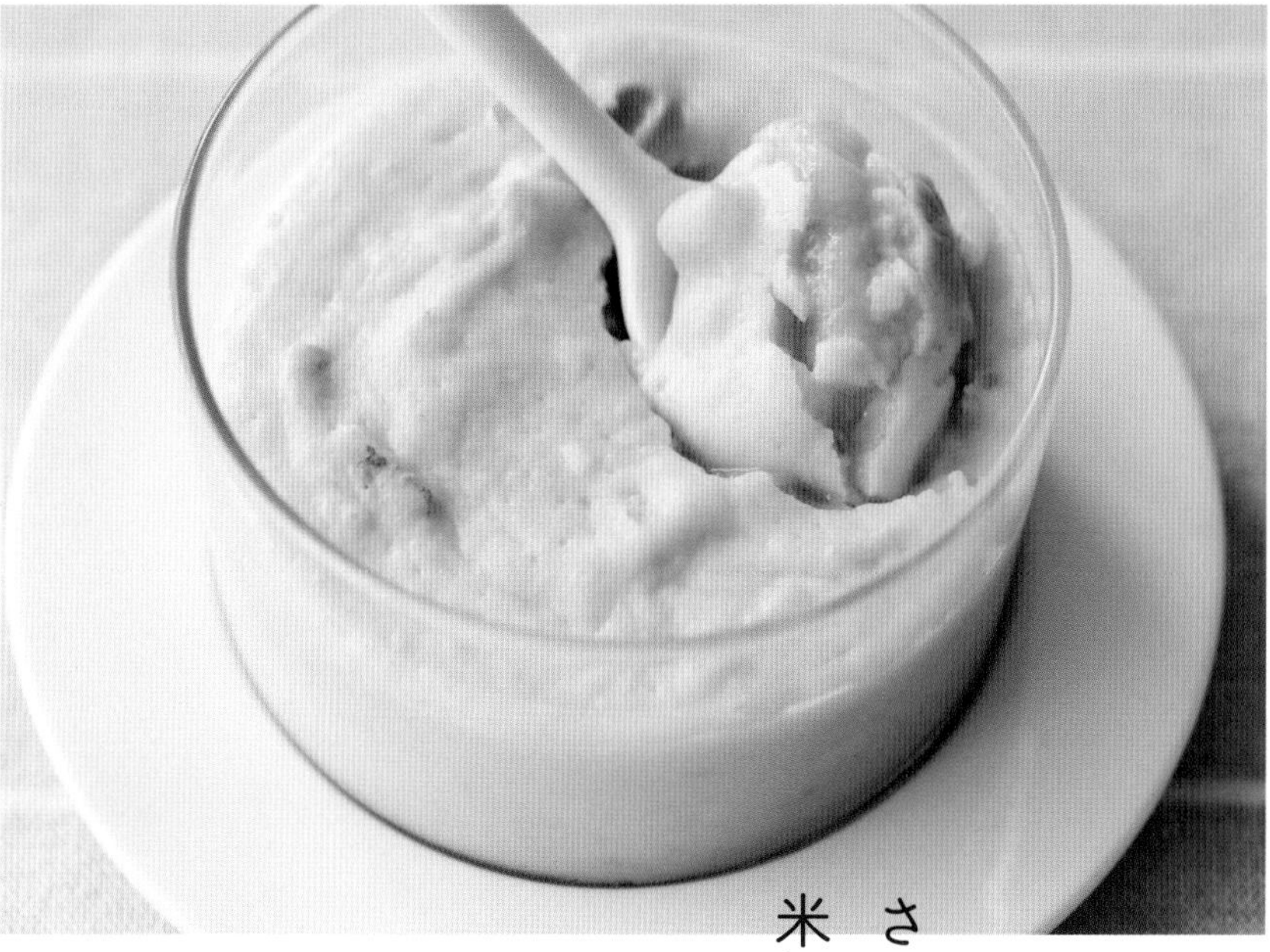

さつまいもとしょうがの米粉プリン

材料（カップ2個分）

さつまいも……100g
米粉……20g
豆乳……350mℓ
菜種油（あれば）……12g
発酵しょうが（すりおろし）……小さじ1～2
塩……小さじ1強

つくり方

1. さつまいもは皮付きのまま2cm厚さの輪切りにし、やわらかくなるまで蒸す（ねっとりした安納いものような品種がおすすめ）。
2. 鍋に1とその他の材料を入れて、さつまいもをくずすようにへらでかき混ぜながら弱めの中火にかける。ねっとりして、ふつふつと沸いてから2分ほど混ぜながら加熱し、容器に流し入れる。冷蔵庫に入れなくてもかたまるが、好みで冷やしてもよい。

【メモ】さつまいもの甘さだけでつくった、ねっとりとしたクリームのようなプリン。米粉がとろみの役割を果たします。甘みが足りなければ、はちみつや米あめなどをかけて食べても。コクになる菜種油は入れなくてもつくれます。

医学監修

石原新菜

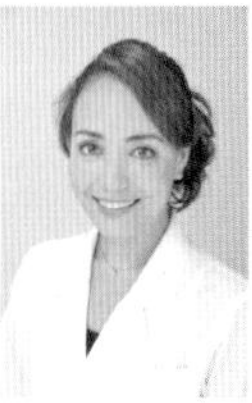

医師・イシハラクリニック副院長。ヒポクラティック・サナトリウム副施設長、健康ソムリエ講師。1980年生まれ。漢方医学、自然療法、食事療法などさまざまなアプローチで病気の治療にあたる。わかりやすい医学解説と親しみやすい人柄で、講演、テレビ、ラジオ、執筆活動と幅広く活躍中。ベストセラー『病気にならない蒸しショウガ健康法』をはじめ、著書多数。2児の母。

著者

マスジマトモコ

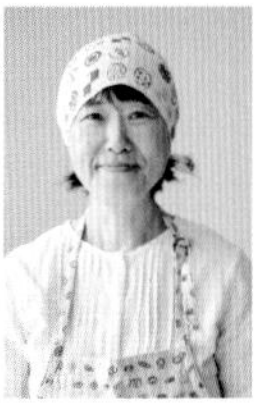

東京都江東区にある天然酵母のパンとおやつの店「はつたもの」店主。20代前半に自然食に目覚め、30代からナチュラルスイーツや発酵食づくりを始める。2010年に店をオープンし、100％植物性で砂糖を一切使わないおやつと天然酵母のパンを販売（通信販売もあり）。甘さを控えた甘酒など、さまざまな発酵食をつくっては、お店のメニューやふだんの食事に取り入れる健康オタク。

はつたもの
住所　東京都江東区東砂3－26－3　田中ビル1F
電話番号　03－6458－7912
営業時間　10：30 ～ 18：30
定休日　日～火曜（水～土曜営業）。ほか不定休あり
ネットショップ　http://hatsutamono.shop-pro.jp/
ブログ　https://hatutamono.exblog.jp/

デザイン　野本奈保子（nomo-gram）
撮影　福尾美雪
料理制作（p.40 ～ 61）　中山暢子
スタイリング　中山暢子
イラスト　makomo
校正　安久都淳子
DTP 制作　天龍社
編集　広谷綾子

参考文献

『医者いらずの「生姜」事典』（PHP 文庫）
『生姜力』（主婦と生活社）
『病気にならない蒸しショウガ健康法』（アスコム）

ひとさじで免疫力が上がる
発酵しょうが 健康レシピ

2020年8月20日　第1版発行
2020年10月15日　第2版発行

著者　マスジマトモコ
発行者　関口 聡
発行所　一般社団法人　家の光協会
〒162-8448　東京都新宿区市谷船河原町11
電話　03-3266-9029（販売）
03-3266-9028（編集）
振替　00150-1-4724
印刷・製本　図書印刷株式会社

乱丁・落丁本はお取り替えいたします。
定価はカバーに表示してあります。

ISBN978-4-259-56659-3　C0077